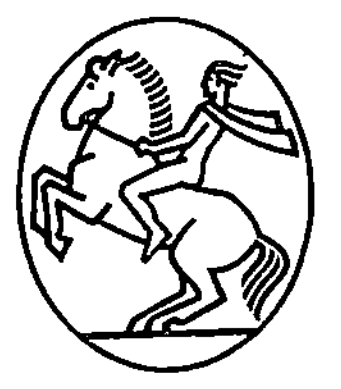

W0262711

Intensivmedizinisches Seminar

K. Lenz, A. N. Laggner (Hrsg.)

Band 8

Springer-Verlag Wien New York

Transplantation

*(13. Wiener Intensivmedizinische Tage,
2.–4. Februar 1995)*

G. Kleinberger, K. Lenz,
R. Ritz, H.-P. Schuster,
F. Stockenhuber (Hrsg.)

Springer-Verlag Wien New York

Prof. Dr. Kurt Lenz, Wien
Prof. Dr. Anton N. Laggner, Wien

Prof. Dr. Gunther Kleinberger, Steyr
Prof. Dr. Kurt Lenz, Wien
Prof. Dr. Rudolf Ritz, Basel
Prof. Dr. Hans-Peter Schuster, Hildesheim
Doz. Dr. F. Stockenhuber, Wien

Mit 25 Abbildungen

ISSN 0936-8507
ISBN-13: 978-3-211-82648-5   e-ISBN-13: 978-3-7091-7678-8
DOI: 10.1007/978-3-7091-7678-8

Vorwort

Die zunehmenden Kenntnisse in den Grundlagen der Immunologie ermöglichten in den letzten 15 Jahren eine deutliche Verbesserung der Prognose von Patienten nach Organtransplantationen. Dadurch wird immer mehr Patienten durch dieses Therapieverfahren geholfen. Patienten vor und nach Organtransplantationen bedürfen nicht selten einer Intensivüberwachung, Intensivtherapie und Intensivpflege. Das Hauptthema der 13. Wiener Intensivmedizinischen Tage war daher Transplantation. Wie immer liegen die wichtigsten Vorträge als Proceedings bereits zum Kongreß vor. Dies soll dem Besucher der Tagung ermöglichen sich einerseits auf die Thematik rasch einzulesen, andererseits nach dem Besuch unklare Punkte nochmals nachzulesen.

Das Buch ist wie die Tagung in 2 Teile gegliedert:

1. Allgemeiner Teil: Hier werden einerseits ethische Probleme dargestellt, andererseits auch allgemein medizinische, pflegerische und organisatorische Probleme abgehandelt. Abgeschlossen wird der erste Teil mit einer Darstellung der immunologischen Probleme, sowie der verschiedenen therapeutischen Möglichkeiten, die Transplantatabstoßung hintanzuhalten.

2. Spezieller Teil: Hier werden die intensivmedizinischen Probleme bei den einzelnen Organtransplantationen näher dargestellt.

Insgesamt soll dieses Buch dem Intensivmediziner praktisch relevante Informationen im Rahmen der Betreuung von Patienten vor und nach Organtransplantationen bieten.

Wien, im Januar 1995   Die Herausgeber

Inhaltsverzeichnis

Ethische Probleme bei der Organempfängerauswahl aus psychosozialer Sicht

H. J. Meffert

Abteilung für Thorax-, Herz- und Gefäßchirurgie, Universitäts-Krankenhaus
Eppendorf, Hamburg, Bundesrepublik Deutschland

Die Transplantationsmedizin ist allein schon deswegen ein psychologischer Problembereich, weil sie als stürmische medizinisch-technische Entwicklung über die emotional unvorbereiteten Menschen gekommen ist. Daß der Transplantationseuphorie also die Ernüchterung folgen würde, war zu erwarten. Sie erfolgte zunächst sehr rasch als medizinisches Debakel aufgrund der anfangs ungelösten Probleme mit der Immunsuppression. Die zweite Phase der Ernüchterung hat einen psychologischen Grund und wird erst zeitverzögert prominent seit Transplantation zur Routine geworden ist: Mit dem medizinisch-technischen Fortschritt und damit dem Wegfall mancher bisheriger Kontraindikationen (z.B. Altersgrenzen) zur Transplantation kann heute fast jeder potentieller Organempfänger sein, mit der Folge, daß die Wartelisten der Transplantationszentren über die letzten 10 Jahre fast exponentiell anschwollen [4]. Um das medizinisch Machbare allerdings auch zu ermöglichen, wächst zwangsläufig der Druck auf die Menschen, sich schon zu Lebzeiten als Spender zu deklarieren und dieser Gedanke macht offenbar Angst. Ihr sichtbarer Ausdruck ist die europaweit zurückgehende Organspendebereitschaft [4]. Was allerdings aus psychologischer Sicht verblüfft, ist nicht diese Tatsache, sondern das Erstaunen darüber: Wer könnte denn heute im Ernst erwarten, daß die kurze Geschichte der Organtransplantation leisten würde, was eine 1800 jährige naturwissenschaftliche Aufklärung seit Claudius Galenus nicht geschafft hat, nämlich das Gehirn statt des Herzens auch emotional, d.h. im gefühlsmäßigem Erleben der Menschen zum Zentrum des Lebens zu machen. Im Gegenteil zeigt sich heute, daß weder die medizinische Hirntoddefinition noch ihre juristische und moraltheologische Rechtfertigung als Ende des personalen Lebens, noch wie auch immer formulierte Gesetzestexte die Befürchtungen vieler Menschen noch lebend zu Spendern zu werden, zerstreuen kann. Es handelt sich hierbei also primär um zugrunde liegende irrationale Ängste, die allerdings von den Medien in bisweilen unverantwortlicher Weise geschürt und verstärkt werden. Hinzu kommen öffentlich geäußerte Zweifel an einer gerechten Organverteilung. Ein neuer nicht nur rationaler Umgang mit irrationalen Ängsten und Zweifeln wird der zukünftige Ansatzpunkt sein müssen, um eine breite Spendebereitschaft in der Bevölkerung zu implantieren und um die Transplantationsmedizin aus dem Dilemma der Organempfängerauswahl herauszuführen.

In der aktuellen prekären Situation des sich verschärfenden Organmangels wird die Empfängerauswahl zur Triage, zur krisenbedingten Selektion von Organempfängern. Um in einer solchen Situation nach bestem Wissen und Gewissen gerecht auszuwählen, werden wissenschaftliche Antworten gesucht auf Fragen wie: Wer profitiert am meisten von einem neuen Organ, wer wird mit der körperlichen und seelischen Belastung einer Transplantation am besten fertig [3]. Die sich daraus ergebenden Selektionskriterien sind dann wiederum zu prüfen, ob sie mit den allgemeingültigen ethischen Normen und Maximen ärztlichen Handelns, die sich aus der Verantwortung gegenüber den Patienten herleiten, im Einklang sind.

Während die medizinische Fachliteratur derzeit (noch) einige eindeutige Kontraindikationen zu Transplantationen der großen inneren Organe festschreibt, liefert die psychologische Transplantationsliteratur weniger eindeutige Selektionskriterien. Weitgehende Übereinstimmung besteht allerdings hinsichtlich der drei Kriterien Noncompliance, unzureichende familiäre Unterstützung und Alkohol- bzw. Drogenabhängigkeit [2, 5, 7–10]. Eine Gemeinsamkeit dieser Kriterien ist, daß ihre Definitionen nicht eindeutig sind, von daher subjektiver Interpretation offenstehen und daß sie deshalb nicht valide, objektiv und reliabel meßbar sind. Folgerichtig gibt es keine verbindlichen Beurteilungsrichtlinien dieser Kriterien die für alle Transplantationszentren Gültigkeit haben. Hinzu kommt das Problem, daß es keine Meßverfahren gibt, die eine zuverlässige präoperative Vorhersage über das postoperative Verhalten bezüglich Compliance, Suchtverhalten und familiärer Stabilität ermöglichen. Die bisherigen Untersuchungen bzw. Erfahrungsberichte lassen jedenfalls keine eindeutigen Schlüsse über das zukünftige Verhalten transplantierter Patienten zu. Untersuchungen zur Lebensqualität transplantierter Patienten legen sogar nahe, daß eine Transplantation für viele ein Neubeginn ist, der völlig neue Maßstäbe setzt und Vieles im Leben Transplantierter von Grund auf verändert [1]: z.B. kann sich psychische Labilität zu Stabilität wandeln oder können feste familiäre Bezüge zerbrechen.

Gleichwohl legen die zahlreichen Publikationen zu diesen drei Kriterien ihre Beachtung nahe, insbesondere, da sie häufig miteinander konfundiert sind. Immer ist jedoch zu fragen, ob die Behandelnden angesichts der tödlichen Alternative, die eine Transplantationsverweigerung bedeutet, alle denkbaren Möglichkeiten ausgeschöpft haben, diese Patienten psychisch zu stabilisieren, sie genügend in ein supportives Netz eingebunden und eine wirklich tragfähige Beziehung zum Patienten hergestellt zu haben, die eine bewußte und emotional engagierte Mitarbeit des Patienten an der Therapie erst sichert (vgl. [6]). (Ist Noncompliance wirklich nur eine Patientenvariable oder ist sie nicht insbesondere auch ein Problem der Behandelnden?) Unter diesen Aspekten sind auch die Literaturergebnisse zu diesen psychosozialen Kontraindikationen kritisch zu hinterfragen.

Die Anwendung dieser Kriterien kalkuliert menschliche Fehlbarkeit ein. Ihre kritische Abwägung im Kontext der übrigen Selektionskriterien durch ein Expertenteam in jedem Einzelfall ist gleichzeitig verantwortliches Handeln gegenüber allen auf eine Organtransplantation wartenden Patienten und gegenüber einer verunsicherten Öffentlichkeit.

Literatur

1. Bunzel B, Thieme G (1993) Herztransplantation: Psychosoziale Grundlagen und Forschungsergebnisse zur Lebensqualität. G Thieme, Stuttgart New York
2. Bunzel B (1993) Herztransplantation: Ethische Probleme bei der Patientenauswahl aus psychosozialer Sicht. Ethik Med 5: 127–135
3. Cooper DK, Lanza RP, Barnard CN (1984) Noncompliance in heart transplant recipients: the cape town experience. J Heart Transplant 3, 3: 248–253
4. Eurotransplant (1994) Newsletter 112
5. Frierson LR, Lippmann SB (1987) Heart transplant patients rejected on psychiatric indications. Psychosomatics 28, 7: 347–355

6. Herrick CM, Mealey PC, Tischner LL, Holland CS (1987) Combined heart failure transplant progam: advantages in assessing medical compliance. J Heart Transplant 6: 141–146
7. Kuhn WF, Myers B, Brennan AF, Davis MH, Lippmann SB, Gray LA, Pool GE (1988) Psychopathology in heart transplant candidates. J Heart Transplant 7: 223–226
8. Mai FM (1986) Graft and donor denial in heart transplant recipients. Am J Psychiatry 143: 1159–1161
9. Schweizer RT, Rovelli M, Palmer D, Vossler E, Hull D, Bartus S (1990) Noncompliance in organ transplant recipients. Transplantation 49, 2: 374–377
10. Shapiro PA, Kornfeld DS (1989) Psychiatric outcome of heart transplantation. Gen Hosp Psychiatry 11: 352–357

Korrespondenz: Dr. phil. Dipl.-Psych. H. J. Meffert, Universitäts-Krankenhaus Eppendorf, Abteilung Thorax-, Herz- und Gefäßchirurgie, Martinistraße 52, D-20246 Hamburg, Bundesrepublik Deutschland

Der Organspender: Organisatorische und rechtliche Probleme

G. Gubernatis

Klinik für Abdominal- und Transplantationschirurgie,
Medizinische Hochschule Hannover, Bundesrepublik Deutschland

Die Organtransplantation ist zu einem festen Bestandteil der Gesundheitsversorgung in den europäischen Ländern geworden. Dies zeigen die Zahlen des 5-Jahres-Überlebens von ca. 90–95% nach Nierentransplantation einschließlich der ungünstigen Indikationen, wie z.B. Diabetes mellitus oder bei kardiopulmonaler Vorerkrankung und ca. 70–80% nach Lebertransplantation bei benigner Indikation und ca. 70% nach Herztransplantation. Dabei wird in aller Regel ein sehr hoher Grad von medizinischer, beruflicher und sozialer Rehabilitation erreicht. Unabhängig von diesen medizinischen Maßstäben gibt es zumindest für die Nierentransplantation auch keinen Zweifel daran, daß es sich bei der Transplantation im Vergleich zur Dialyse um das ökonomisch günstigere Therapieverfahren handelt, so daß die Transplantation nicht nur im individuellen, sondern auch im gesellschaftlichen Interesse liegt.

Dieser Stand macht deutlich, daß die Pionierphase der Transplantation lange vorbei ist. Dementsprechend hat sich auch die derzeitige Problematik grundsätzlich gewandelt: Es geht nicht mehr darum, wie an den Transplantationszentren einzelne Patienten gerettet werden, sondern es geht darum, auf welche Weise der nunmehr erreichte Standard für die vielen wartenden Patienten auch realisiert werden kann. Allgemein bekannt ist, daß die zu geringe Verfügbarkeit von Spenderorganen der entscheidende limitierende Faktor ist. Ein Organspenderaufkommen im Eurotransplant-Bereich von ca. 15 Spendern pro Mio. Einwohner ist eben deutlich zu wenig für die Erfüllung eines „Versorgungsauftrages Organtransplantation". Allerdings stellt dieses

Spenderaufkommen bei weitem nicht die obere Grenze des möglichen dar. Das Organspendeaufkommen in Österreich und Belgien, das fast doppelt so hoch ist, sowie Einzelaktionen bestimmter Zentren beweisen, daß die mögliche Zahl von Organspendern wesentlich höher sein kann als das Durchschnittsaufkommen im Eurotransplant-Bereich. Andererseits zeigt die seit Jahren europaweit abnehmende Zahl der Organspender, daß es mit einer einfachen Lösung einiger organisatorischer Probleme nicht getan ist. Meines Erachtens bedarf es einer grundlegenden konzeptionellen Neustrukturierung des Bereiches Organspende/Organgewinnung, quasi einer neuen Philosophie [1]. In deren Folge müssen konsequenterweise auch organisatorische Probleme angegangen werden. Hierzu wird schwerpunktmäßig im Anschluß näheres ausgeführt.

Die rechtliche Problematik stellt sich in den Ländern des Eurotransplantverbundes ganz unterschiedlich dar. Allerdings ist allen Ländern einschließlich der Bundesrepublik Deutschland, in der es zum gegenwärtigen Zeitpunkt immer noch kein Transplantationsgesetz gibt und in dem die Rechtssituation somit über „Hilfskonstruktionen" gegeben ist, folgendes gemein:

1. Die Rechtssicherheit für die im Zusammenhang mit einer Transplantation handelnden Ärzte.
2. Das Selbstbestimmungsrecht des Menschen, das über den Tod hinaus gilt.

Der Wille des Verstorbenen ist somit in allen Ländern das einzig entscheidende und damit allein maßgebend für die Frage einer möglichen Organspende. Nur für Situationen, in denen ein solcher Wille nicht bekannt ist, muß eine Ersatzlösung gefunden werden. Hierin unterscheiden sich die Länder, indem sie entweder eine Widerspruchslösung oder eine Zustimmungslösung vorschreiben. Ein eigentliches rechtliches Problem stellt allerdings nur die Situation in der Bundesrepublik dar, weil hier eine entsprechende gesetzliche Regelung fehlt. Allgemeine Praxis ist die Befragung der Angehörigen entsprechend der sogenannten Zustimmungslösung. Gesetzlich angestrebt wird die sogenannte Informationslösung, bei der die Angehörigen über die geplante Organentnahme informiert werden, sie somit immer die Möglichkeit zum Widerspruch haben, ihnen andererseits keine aktive Zustimmung abverlangt wird, was nach allgemeiner Auffassung eine psychische Entlastung darstellt.

Während somit die rechtliche Problematik bis auf das in der Bundesrepublik Deutschland fehlende Transplantationsgesetz im wesentlichen als gelöst angesehen werden darf, besteht der wesentliche Handlungsbedarf auf organisatorischem Gebiet. Dies bedeutet die konzeptionelle Neustrukturierung des Bereiches Organspende bzw. Organgewinnung. Sie beruht, wie bereits oben angedeutet, auf einer grundsätzlich neuen Sichtweise mit konsekutiv neuen Organisationsformen dieses Bereiches einschließlich einer Professionalisierung von praktischen Abläufen.

Organspende als Aufgabe der gesamten Gesellschaft

Organspende kann keine selbsternannte individuelle Aufgabe einzelner Ärzte bzw. keine Aufgabe ausschließlich der Transplantationszentren sein. Die Transplantationszentren haben im wesentlichen die Aufgabe, die wartenden Patienten im Rahmen eines gesundheitspolitischen Versorgungsauftrages zu transplantieren. Sie können sich darüberhinaus an der technischen Durchführung der Organentnahme beteiligen, so wie sie es auch bisher getan haben. Die Rahmenbedingungen und die Voraussetzungen zu schaffen, um den Versorgungsauftrag Organtransplantation überhaupt erbringbar zu machen, ist jedoch eine Aufgabe der gesamten Gesellschaft. Dies mag sehr allgemein klingen, hat aber eine konkrete länder- bzw. regionsbezogene Dimension. Manche Länder und innerhalb dieser Länder wieder bestimmte Regionen erhalten aus der Solidargemeinschaft Eurotransplant seit Jahren mehr Organe, als sie selbst einbringen. Sie gehören somit zu den einseitigen Nutznießern dieser Gemeinschaft, was auf Dauer ein untragbarer Zustand ist. Die Gesellschaft dieser Länder bzw. Regionen muß sich fragen lassen, wie sie sich zukünftig die Versorgung der auf Organtransplantationen wartenden eigenen Patienten vorstellt. Dies wirft die Frage nach den eigentlichen Verantwortlichkeiten auf und führt in logischer Konsequenz zu erheblichen strukturellen und funktionellen Veränderungen. So sollte m.E. die Transplantationsmedizin entsprechend der unterschiedlichen Verantwortlichkeiten in die drei Bereiche Organgewinnung, Organverteilung und Organtransplantation geteilt werden (s. Tabelle 1). Eine solche Dreiteilung würde für den Bereich Organgewinnung folgendes verdeutlichen: Die Organspende ist eine gesellschaftliche Aufgabe. Die Durchführung der Organgewinnung ist eine ärztliche Aufgabe, sodaß ein entsprechender gesellschaft-

Tabelle 1. Funktions- und Verantwortlichkeitsverteilung in der Transplantationsmedizin

Bereich	Organspende	Organverteilung	Organtransplantation
Verantwort-lichkeit	Die Gesellschaft: allgemein	Die Gesellschaft: spez. Inst. und Org., Tx-Zentren	Tx-Zentren
Durch-führung	Eigenständige Organisation mit öffentlichem Auftrag	Für Grundsätze und Regeln: siehe oben, z.B. Fachgesellschaften, Ärztekammern Im Einzelfall: ET und Tx-Zentren, Ermessensspielraum der Tx-Medizin	Tx-Zentren

licher Auftrag der Ärzteschaft bzw. der Ärztekammer als ihrer Standes-vertretung erteilt wird [2]. Diese soll die praktische Ausführung im Einzelfall an eine entsprechend geeignete Organisation übertragen. Eine solche Organisation muß zwei Voraussetzungen erfüllen:

1. Sie muß aufgrund des gesellschaftlichen Auftrages gemeinnützig sein.
2. Sie muß von seiten ihrer Struktur und Funktionalität in der Lage sein, diese Aufgabe umfassend und professionell auszuführen [3].

Professionalisierung der Organgewinnung

Unter Professionalisierung, die im Zusammenhang mit dem sensiblen Thema Organgewinnung besonders sorgfältig von Kommerzialisie-rung abzugrenzen ist, sei folgendes verstanden: Die rasche, reibungs-lose und bedarfsgerechte Abwicklung aller Erfordernisse auf dem hohen Niveau des erreichten Standards flächendeckend, d.h. quantitativ in routinemäßiger Weise, mit einer Organisation von einer Größe, welche all diese Dienstleistungen ökonomisch trägt bzw. alle erforderlichen Leistungen, wie z.B. Vorhaltekosten für bestimmte Rufbereitschafts-dienste, wirtschaftlich effektiv erbringbar macht. Die Professionalisie-rung muß dazu führen, daß alle Krankenhäuser, in denen potentielle

Organspender vorkommen, auch in die Lage versetzt werden, sich überhaupt an diesem Versorgungsauftrag beteiligen zu können. Dies bezieht sich im wesentlichen auf drei Bereiche:

1. *Information*, insbesondere darüber, wer überhaupt als Organspender infrage kommt und wie sich die Abläufe bei einer Organentnahme gestalten.
2. *Unterstützung* bei der Durchführung der Organentnahme bzw. bei Schaffung der Voraussetzungen, z.B. Durchführung der Hirntoddiagnostik.
3. *Motivation* durch „interne" Öffentlichkeitsarbeit, d.h. Rückmeldung über die Verwendung der Organe und Information über den Stand und die Möglichkeiten der Organtransplantationen überhaupt.

1. Information

Die Kriterien für Organspender haben sich in den letzten Jahren gravierend gewandelt. Letztlich sind fast alle Kriterien revidiert worden, sodaß a priori nahezu jeder hirntote Patient auf einer Intensivstation als Organspender in Frage kommt, unabhängig von Alter und Todesursache. Somit lautet die Frage: Welcher hirntote Patient kommt nicht in Frage? Die Antwort macht deutlich, daß es nur ganz wenige absolute Ausschlußkriterien für Organspender gibt: Aids, Hepatitis, Malignität, massive Sepsis mit Keimnachweis. Dies soll nicht den Eindruck erwecken, die Spenderauswahl sei völlig unkritisch; entscheidend ist jedoch das Erkennen der möglichen Organspendesituation, während die abschließende sorgfältige Beurteilung der Eignung der Organe nach dem jeweiligen Stand der Wissenschaft eine Aufgabe und auch die Verantwortung der Transplantationsmediziner ist. Somit gestaltet sich der organisatorische Ablauf im Krankenhaus des Spenders stereotyp und einfach wie in Tabelle 2 aufgeführt (s. Tabelle 2).

2. Unterstützung bei Vorbereitung und Durchführung der Organentnahme

Operationstechnisch wird in allen Krankenhäusern die Organentnahme durch Transplantationschirurgen vorgenommen. Hinsichtlich aller weiteren Aufgaben bleibt es allerdings meistens den Krankenhäusern selbst überlassen, die entsprechenden Vorbereitungen zu treffen. Viele

Krankenhäuser sind hiermit überfordert, z.B. was die Diagnose des Hirntodes anbetrifft, wenn keine eigene Neurologie oder Neurochirurgie im Hause ist, oder z.B. was Detailfragen im Ablauf anbetrifft, wenn nicht bekannt ist, wo umgehend ein entsprechend kompetenter Gesprächspartner erreicht werden kann. Aus diesem Grunde ist es uner-

Tabelle 2. Organisatorischer Ablauf der Organspende

1. a. Erkennung	Symptome des Hirntodes
b. Vorklärung	Medizinische Eignung keine Altersgrenze, keine Ursacheneinschränkung (einzige Kontraindikation: AIDS, Hepatitis, Malignität, Sepsis)
2. Hirntod	Diagnostik und Dokumentation entsprechend den jeweiligen Richtlinien (BRD: Protokoll Bundesärztekammer)
3. Einwilligung	Gemäß jeweiliger Rechtssituation des einzelnen Landes
4. Rechtsmedizin	Bei unnatürlicher Todesursache gemäß jeweiliger Rechtssituation des Landes
5. Fortsetzung der intensiv-medizinischen Maßnahmen	Kreislauf, Beatmung, Homöostase (Cave: Diabetes insipidus)
6. Organentnahme	In der Regel im Krankenhaus des Spenders

Tabelle 3. Leistungsangebot an alle Krankenhäuser (Tag und Nacht)[a]

- Rasche Abklärungsmöglichkeit
  Telefondienst – kompetente ärztliche Gesprächspartner

- Koordinationsdienst (ärztlich)
  ggf. mit Unterstützung vor Ort auf der Intensivstation

- Mobiles Team für die Hirntoddiagnostik
  Neurologe, Neurochirurg, EEG (MTA + Gerät)

- Regionales Chirurgenteam für die Entnahme abdomineller und thorakaler Organe

Die Abläufe werden *individuell* entsprechend den Bedürfnissen und Wünschen des *jeweiligen Krankenhauses* rasch und reibungslos gestaltet. [a] Im Bereich der Regionalorganisation Hannover der DSO

läßlich, ein entsprechendes Leistungsangebot permanent, d.h. auch nachts und an Feiertagen zu gewährleisten. Als Beispiel sei in Tabelle 3 das Leistungsangebot aufgeführt, welches die Regionalorganisation Hannover der Deutschen Stiftung Organtransplantation den Krankenhäusern in Niedersachsen und Ost-Westfalen zur Verfügung stellt.

3. Motivation

Es ist das Ziel der sogenannten „internen" Öffentlichkeitsarbeit, allen Mitarbeitern, insbesondere denjenigen, die ausschließlich an der Organgewinnung und nicht auch an der Transplantation selbst beteiligt sind, eine entsprechende Information über den Verbleib der Organe und die erreichten Ergebnisse zu geben. Eine solche Motivation ist von großer Bedeutung und ebenfalls eine wichtige Aufgabe einer mit der Organgewinnung beauftragten Organisation, die auf diese Weise die Philosophie, die hinter allem stehen muß, nochmals verdeutlicht: Organspende und Organgewinnung sind eine gemeinsame Aufgabe von Gesellschaft und Ärzteschaft.

Literatur

1. Gubernatis G (1994) Konzeptionelle Neustrukturierung des Bereiches Organspende. Nieders Ärzteblatt 10: 3–4
2. Wiens Th (1994) Ärztekammer Niedersachsen richtet Ständige Kommission Organtransplantation ein. Nieders Ärzteblatt 10: 2–3
3. Gubernatis G (1994) Gedanken zur Reorganisation der Organspende. In: Siegenthaler W, Haas R (eds) A delicate balance, vol 6. Publikationen der Jung-Stiftung für Wissenschaft und Forschung. Thieme, Stuttgart New York (im Druck)

Korrespondenz: Prof. Dr. G. Gubernatis, Klinik für Transplantationschirurgie, Medizinische Hochschule Hannover, Konstanty-Gutschow-Straße 8, D-30625 Hannover, Bundesrepublik Deutschland

Medizinische Betreuung von Organspendern

M. M. Hirschl und A. N. Laggner

Abteilung für Notfallmedizin, Allgemeines Krankenhaus,
Wien, Österreich

Fortschritte in der Chirurgie und der Transplantationsmedizin haben
bewirkt, daß die Organtransplantation eine wesentliche Rolle in der
Therapie von Patienten mit irreversiblen Endorganschäden spielt.
Dies hat zur Folge, daß die Zahl der Patienten, die auf ein Transplantat warten, die Zahl der zur Verfügung stehenden Organe weit
übersteigt. Eine wesentliche Vorraussetzung um das Angebot an
Spenderorganen zu steigern, ist eine optimale Erfassung und Betreuung von allen potentiellen Spendern. Neben dem traditionellen Management von „heartbeating" Spendern gibt es nun auch Ansätze sog.
„non-heart-beating" Spender für die Entnahme von Organen heran-
zuziehen.

Die medizinische Betreuung von „heart-beating" Organspendern

Die Aufgabe der intensivmedizinischen Behandlung des Organspenders ist es, durch eine Aufrechterhaltung der hämodynamischen Stabilität des Spenders eine ausreichende Organperfusion zu gewährleisten
und somit die Qualität der potentiellen Transplantate zu sichern. Im
Rahmen des Hirntodes kommt es aufgrund des Unterganges der im
Hirnstamm gelegenen Regulationszentren für Atmung, Kreislauf,
Temperatur sowie einer Störung der cerebralen hormonellen Regelkreise zum Auftreten einer Apnoe, Vasodilatation, Bradykardie, Poiki-
lothermie und eines Diabetes insipidus.

Monitoring

Ein invasives hämodynamisches Monitoring ist unerläßlich, um die Zufuhr von Flüssigkeit und Vasopressoren steuern zu können. Während auf die Verwendung eines Pulmonaliskatheters in aller Regel verzichtet werden kann, sind ein zentralvenöser und ein intraarterieller Katheter unbedingt erforderlich. Weiters ist ein Harnkatheter zur Messung der stündlichen Harnmenge notwendig. Die kontinuierliche Messung der Körpertemperatur mittels intranasaler Temperatursonde ist wünschenswert, da so ein Absinken der Körpertemperatur auf unter 35°C rechtzeitig verhindert werden kann. Die regelmäßige Kontrolle der Blutgase, der Serumelektrolyte (Natrium, Kalium, Chlorid, Calcium, Magnesium und Phosphor), sowie Blutglukose, Nierenretentionsparameter und Transaminasen sind der aktuellen Situation angepaßt durchzuführen.

Hämodynamik

Die hämodynamische Instabilität bei Organspendern ist Ausdruck der Zerstörung der zentralen neurohumoralen Kontrolle der Vitalfunktionen. Beim potentiellen Organspender kommt es im Regelfall primär zum Auftreten hypertensiver Krisen, die Folge einer progredient fortschreitenden cerebralen Ischämie sind. Diese hypertensiven Reaktionen sind mit einem erhöhten Sympathikotonus und einem Anstieg der Katecholamine verbunden. Im Rahmen dieser hypertensiven Kreislaufsituation kommt es zum Auftreten von Mikroinfarkten im Herzen, die Ursache für eine akute Herzinsuffizienz nach der Transplantation sein können [7]. Als Therapie der Wahl für diese hypertensiven Krisen bietet sich Esmolol (Brevibloc®, DuPont Pharma) an. Einerseits hat Esmolol eine direkt antagonisierende Wirkung auf die zirkulierenden Katecholamine, andererseits erlaubt die kurze Halbwertszeit dieser Substanz eine sehr gute Steuerbarkeit hinsichtlich des Blutdruckeffektes. Zum Zeitpunkt der Einklemmung des Hirnstammes kann es zum Auftreten von Bradyarrhytmien kommen, die solange nicht mit Hypotension vergesellschaftet sind, keiner Therapie bedürfen. Da Atropin beim hirntoten Patienten keinen chronotropen Effekt ausüben kann, ist Suprarenin (Suprarenin®, Hoechst AG) für die Therapie solcher Bradyarrhythmien empfehlenswert. Nach der Einklemmung des Hirnstammes mit Zerstörung der pontinen und medullären vasomotorischen Zentren ist das Auftreten einer ausgeprägten Hypotension zu beobachten. Die Hypotension ist die Folge eines Verlustes des arteriellen und venösen Tonus, eines Volumenverlustes durch den Diabetes insipidus, einer großzügigen Gabe von Diuretika bei gleichzeitiger Flüssigkeitsrestriktion vor dem Hirntod.

Der wesentlichste Faktor für eine sofortige Funktion des transplantierten Organes ist die Aufrechterhaltung einer ausreichenden Organperfusion bis zur Organentnahme [3, 10]. Die Inzidenz von akuten Tubulusnekrosen an der Niere und konsekutivem akuten Nierenversagen nach Transplantation steigt deutlich an, wenn der systolische Blutdruck des Spenders unter 80–90 mmHg war [6, 10, 13]. Systolische Blutdruckwerte unter 80 mmHg gefährden eine optimale Funktion des Lebertransplantates [1]. Die Therapie der Hypotension besteht primär in der Substitution ausreichender Flüssigkeitsvolumina bis zum Erreichen eines zentralvenösen Druckes zwischen 8 und 10 mmHg. Die zur Erreichung dieses zentralvenösen Druckes notwendige Flüssigkeitsmenge schwankt zwischen 2 und 10 Litern. Zur Flüssigkeitssubstitution können sowohl kolloidale als auch kristalloide Lösungen eingesetzt werden. Da es im Rahmen des Diabetes insipidus zum Auftreten einer Hypernatriämie kommen kann, sind natriumarme Lösungen zur Volumensubstitution zu bevorzugen. Obwohl für den Organspender in der rezenten Literatur keine Angaben über einen optimalen Hämatokritwert zu finden sind, sollte ein Hämatokrot zwischen 25% und 35% notfalls mittels Transfusionen aufrechterhalten werden. Besteht die Hypotension unter der Vorraussetzung einer optimalen Volumensubstitution unverändert weiter, so ist der Einsatz von Vasopressoren unumgänglich. Als Mittel der ersten Wahl gilt Dopamin (Dopamin Leopold®, Leopold Austria), weil es den renalen

Tabelle 1. Die Abhängigkeit des Auftretens von akutem Nierenversagen nach Transplantation von der Dopamindosierung während des Spendermanagements [9]

Dopamine	% acute renal failure after transplantation
< 5 µg/kg/min	25
5–10 µg/kg/min	38,7
> 10 µg/kg/min	52,9

und mesenterialen Blutfluß unverändert läßt. Die Dopamindosis wird der hämodynamischen Situation entsprechend von 2 μg/kg/min bis 10 μg/kg/min gewählt. Dopamindosierungen > 10 μg/kg/min erhöhen das Risiko für das Auftreten von akuten Tubulusnekrosen und reduzieren das Transplantatüberleben [5]. Grundsätzlich ist die Nierenfunktion nach der Transplantation am besten, wenn im Rahmen des Spendermanagements die Dopamindosierung < 5 μg/kg/min gewählt wurde [9] (Tabelle 1).

Volumensubstitution und Elektrolythaushalt

Nach Ausgleich des initialen Volumenmangels, wird der intravaskuläre Volumenstatus durch die kontinuierliche Zufuhr von hypotoner Flüssigkeiten aufrecht erhalten. Durch die Zerstörung der hypothalamisch-hypophysären Regelkreise kommt es zu einer Reduktion von zirkulierendem antidiuretischen Hormon (ADH) und zum Auftreten eines Diabetes insipidus. Dieser tritt bei 30–80% aller Organspender auf. Die Diagnose eines Diabetes insipidus wird gestellt durch eine Zunahme der stündlichen Harnmenge (> 200 ml/h), eine Abnahme des spezifischen Gewichtes des Harnes und der Harnosmolarität und einen Anstieg des Serumnatriums. Eine Substitution von Vasopressin zur Verhinderung exzessiver Flüssigkeitsverluste sowie von Elektrolytentgleisungen kann notwendig werden. Der beträchtliche Verlust von freiem Wasser als Folge des Diabetes insipidus kann zur Hypernatriämie, Hypokaliämie und Hypomagnesiämie führen. Die Elektrolytentgleisungen sollten mittels hypotoner Flüssigkeiten und entsprechender Elektrolytzusätze wie Kalium oder Magnesium ausgeglichen werden. Eine ausgeprägte Hyperglykämie bedarf der intravenösen Insulinzufuhr, um den Volumenverlust, der durch die osmotische Diurese verursacht wird, zu minimieren.

Beatmung

Die kontrollierte Beatmung strebt eine Normokapnie an, sowie pO_2-Werte von 100–120 mmHg. Ein PEEP von + 5 cm H_2O wird routinemäßig eingesetzt. Höhere endexpiratorische Werte sollten aufgrund der möglichen Auswirkungen auf das Herzminutenvolumen vermieden werden.

Temperaturregulation

Im Rahmen des Hirntodes kommt es zum Auftreten einer ausgeprägten Hypothermie, die zu Funktionseinschränkungen an Herz, Leber und Niere führen können. Die Mehrzahl der Organspender benötigt Wärmedecken (Bairhugger®) und gewärmte Infusionslösungen, um eine Körpertemperatur von 35–36°C aufrechterhalten zu können.

Antibiotika-Gabe

Es gibt derzeit keinerlei Hinweise, daß eine prophylaktische Antibiotika-Gabe im Rahmen des Spendermanagements zu einer Reduktion von Infektionen im Empfänger führt. Die Wahl des Antibiotikums sollte Rücksicht auf eine eventuelle Leber- oder Nierentoxizität des verabreichten Medikamentes nehmen.

Reanimation von Organspendern

Ungefähr 10% aller Organspender haben während des Spendermanagements einen Herzkreislaufstillstand [2]. Die Reanimation erfolgt nach den allgemein gültigen Richtlinien.

Neue Ansätze des Managements von „heart-beating" Spendern

Substitution von Hormonen

Rezente experimentelle und klinische Studien zeigen eine deutliche Reduktion der Konzentration zirkulierender Hormone (Schilddrüsenhormone, Cortisol, Insulin) nach dem Eintreten des Hirntodes [4, 12]. Der Mangel an zirkulierenden Schilddrüsenhormonen ist eine mögliche Ursache für das Auftreten eines anaeroben Stoffwechsels und einer vermehrten Produktion von Laktat. Novitzky wies nach, daß unter Substitution von Schilddrüsenhormonen bei Organspendern die Laktatproduktion deutlich reduziert werden konnte. Im Zusammenhang mit dieser Verbesserung der Stoffwechsellage wurde auch der Katecholaminbedarf reduziert.

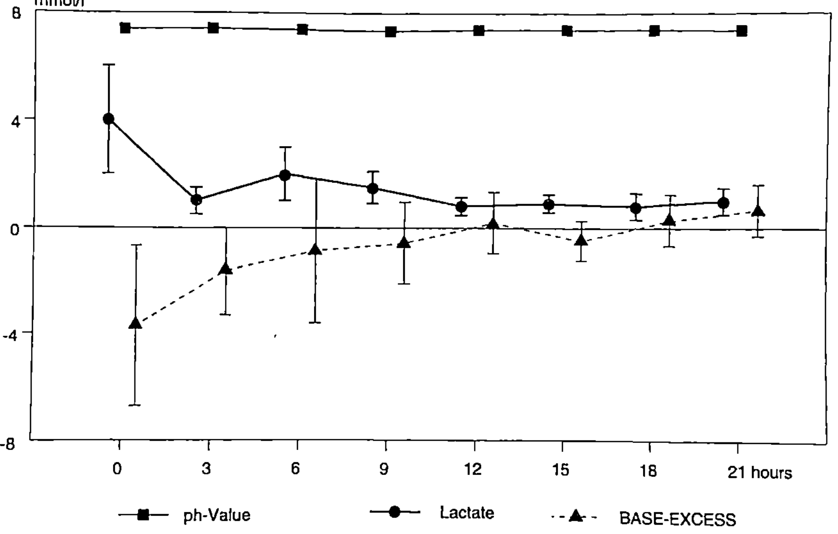

Abb. 1. Verlauf von pH-Wert, Laktat und Base-Excess bei Organspendern, bei denen die Behandlung des Diabetes insipidus ausschließlich mit Volumensubstitution und ohne Vasopressin-Gabe erfolgte

Management des Diabetes insipidus

Auch hinsichtlich des Managements des Diabetes insipidus und der Substitution sind neue Strategien erkennbar. An unserer eigenen Abteilung wurde bei allen Organspendern der Diabetes insipidus ausschließlich mit Volumensubstitution und ohne Verabreichung von Vasopressin behandelt. Unter einer engmaschigen Kontrolle der Elektrolyte und des Blutzuckers wurden keine schwerwiegenden Elektrolytentgleisungen trotz ausgeprägter Polyurie beobachtet (Abb. 1). Im Vergleich zu Organspendern, die mit Vasopressin behandelt wurden, beobachteten wir um 20% weniger akute Nierenversagen nach der Transplantation.

Management von „non-heart beating" Spendern

Aufgrund der ständig steigenden Zahl von Patienten auf der Warteliste für eine Organtransplantation, werden nun auch Organe von „nonheart-beating" Spendern für die Transplantation herangezogen. Die

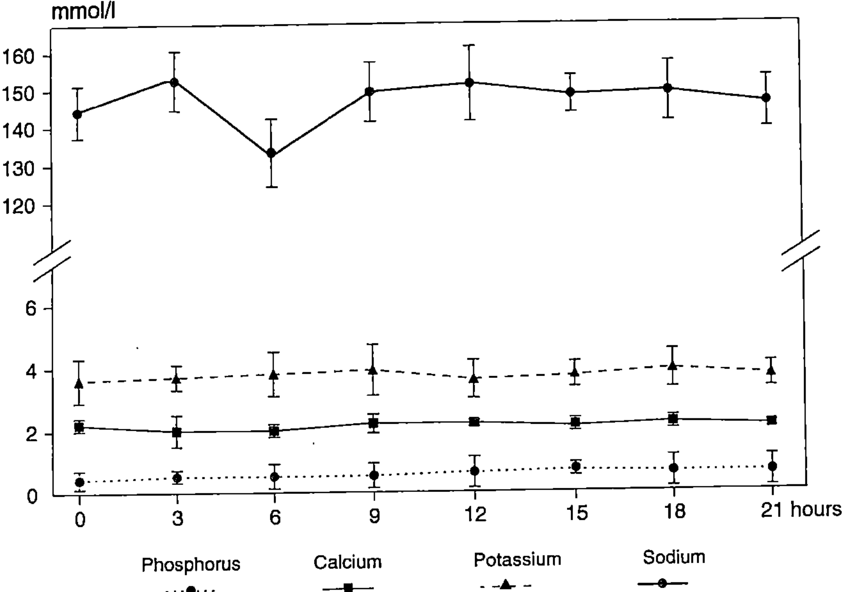

Abb. 2. Verlauf von Natrium, Kalium, Calcium und Phosphor bei Organspendern, bei denen die Behandlung des Diabetes insipidus ausschließlich mit Volumensubstitution und ohne Vasopressin-Gabe erfolgte

Erfahrungen beim Umgang mit dieser Form von Spendern ist noch gering. In einem englischen Zentrum wurden die Nieren in situ mit einer Nierenperfusionslösung bei gleichzeitiger Kühlung der Organe perfundiert. In diesem Zentrum waren 38% aller entnommenen Nieren von „non-heart beating" Spendern innerhalb von 12 Monaten [11]. Die Funktionsfähigkeit von Nieren von „non-heart beating" Spendern ist mit einem 2-Jahres-Transplantat-Überleben von 55% erheblich niedriger als bei Nieren von konventionellen Spendern. Die derzeit bestehende Problematik von „non-heart beating" Spendern besteht in dem langen Zeitintervall, in welchem die Organe keinerlei Perfusion aufweisen. Die durchschnittliche Kanülierungszeit bei der in situ Perfusion nach dem Maastrichter Protokoll beträgt 25 Minuten [8]. Daten hinsichtlich der Verwendbarkeit anderer Organe wie z.B. der Leber sind derzeit nicht vorhanden. Aufgrund der Organknappheit wird aber der Pool an eventuell zu transplantierenden Organen von „non-heart beating" Spendern immer mehr an Bedeutung gewinnen, sodaß neue Techniken zur Organpreservation bei diesen Spendern notwendig werden.

Literatur

1. Busuttil RW, Goldstein LI, Danovitch GM, Ament ME (1986) Liver transplantation today. Ann Intern Med 104: 377–389
2. Emery RW, Cork RC, Levinson MM, et al (1986) The cardiac donor: a six-year experience. Ann Thorac Surg 41: 356–362
3. Flanigan WJ, Ardon LF, Brewer TE, Caldwell FT (1976) Etiology and diagnosis of early posttransplantation oliguria. Am J Surg 132: 808–815
4. Gifford RRM, Weaver AS, Burg JE, Romano PJ, Demers LM, Pennock JL (1986) Thyroid hormone levels in heart and kidney cadaver donors. J Heart Transplant 5: 49–53
5. Kormos RL, Donato W, Hardesty RL, Griffith BP, Kiernan J, Trento A (1988) The influence of donor organ stability and ischemia time on subsequent cardiac recipient survival. Transplant Proc 20 [Suppl 1]: 980–983
6. Lucas BA, Baughn WK, Spees EK, Sanfillipo F (1987) Identification of donor factors predisposing to high discrad rates of cadaver kidneys and increased graft loss within one year post transplantation: SEOPF 1977–1982. Transplantation 43: 253–258
7. Novitzky D, Wicomb WN, Cooper DKC, Rose AG, Fraser RC, Barnard CN (1984) Electrocardiographic, hemodynamic and endocrine changes occurring during experimental brain death in the Chacma baboon. J Heart Transplant 4: 63–69
8. Phillips AO, Snowden SA, Hillis AN, Bewick M (1994) Renal grafts from non-heart beating donors. BMJ 308: 575–576
9. Quesada A, Teja JL, Rabanal JM, Cottoruelo JG, Espadas FL, Reganon GD (1991) Inotropic support in 50 brain-dead organ donors: repercussion on renal graft function. Transplant Proc 23: 2479–2480
10. Toledo-Pereyra LH, Simmons RL, Olson LC, Najarian JS (1979) Cadaver kidney transplantation effect of hypotension and donor pretreatment with methylprednisolone and phenoxybenzamine. Minn Med 62: 159–161
11. Varty K, Veitch PS, Morgan JDT, Kehinde EO, Donnelly PK, Bell PRF (1994) Response to organ shortage: kidney retrieval programme using non-heart beating donors. BMJ 308: 575
12. Wahlers T, Fieguth HG, Jurmann M, et al (1988) Does hormone depletion of organ donors impair myocardial function after cardiac transplantation? Transplant Proc 20 [Suppl 1]: 792–794
13. Whelchel JD, Diethelm AG, Phillips MG, Rhyder WR, Schein LG (1986) The effect of high-dose dopamine in cadaver donor management on delayed graft function and graft survival following renal transplantation. Transplant Proc 18: 523–527

Korrespondenz: Dr. M. M. Hirschl, Abteilung für Notfallmedizin, Allgemeines Krankenhaus, Währinger Gürtel 18–20, A-1090 Wien, Österreich

Betreuung von Organspender und Organempfänger aus der Sicht des Pflegepersonals

R. Weiß, S. Weiß und H. Janisch

Universitätsklinik für Chirurgie, Graz, Österreich

Einleitung

Mit der Möglichkeit, die Organsysteme Hirntoter über einen limitierten Zeitraum hinweg künstlich aufrechtzuerhalten, um sie für eine Organtransplantation nutzbar zu machen, bedeutet für uns Pflegepersonen einerseits die Pflege und Betreuung von Organspendern und andererseits die Pflege und Betreuung von Organempfängern. Im Hinblick auf die eigentliche Zielsetzung der Pflege haben Mayer und Friesacher [6] dies sehr beeindruckend formuliert: „Die Intensivpflege ist die Unterstützung, Übernahme und Wiederherstellung der Aktivitäten des Lebens unter Berücksichtigung der existentiellen Erfahrungen und der gesundheitlichen Biographie/Pflegeanamnese des kritisch kranken Patienten mit manifesten oder drohenden Störungen vitaler Funktionen. Ziel ist es, den Patienten unter Aktivierung der physischen, psychischen und sozialen Fähigkeiten durch präventive, kurative und rehabilitative Maßnahmen zur weitgehenden Selbstständigkeit zurückzuführen oder dem Patienten Linderung zu geben und im Sterben zu begleiten." Diese Zielsetzung kann in der Betreuung der Organempfänger verwirklicht werden, bei der Betreuung von Organspendern findet sie keine Anwendung.

Das tagtägliche Arbeiten mit schwerkranken und moribunden Patienten auf der Intensivstation stellt an sich schon hohe Anforderungen an uns Pflegepersonen. Nicht nur im Hinblick auf unser Wissen und Können, sondern auch auf unsere psychische und emotionale

Belastbarkeit. Wir haben gelernt, die Bedürfnisse unserer Patienten wahrzunehmen und entsprechend darauf zu reagieren. Wir haben gelernt, Gesundheit zu fördern, Schmerzen zu lindern und Sterbende in ihrer letzten Phase des Lebens zu begleiten. Die Pflege und Betreuung von Gehirntoten nimmt hier eine Sonderstellung ein oder stellt vielmehr eine Ausnahmesituation für Pflegende dar, zumal es sich vorerst um Patienten handelte, die wir mit emotionaler Anteilnahme sorgfältig gepflegt und behandelt haben und die wir über den Hirntod hinaus pflegen (sofern wir hier noch von Pflege im herkömmlichen Sinne sprechen können), wobei der eigentliche Nutznießer nicht der Tote selbst ist, sondern der Organempfänger. Eine exakt durchgeführte Spenderpflege und Spenderkonditionierung bedeutet im übertragenem Sinne die vorweggenommene Pflege des Empfängers.

Organspender

Die Ziele der Spenderpflege beinhalten die künstliche Aufrechterhaltung der Organfunktionen und die Vermeidung von Infektionen, sie beinhalten aber auch die Wahrung der Würde des Verstorbenen sowie die Achtung der Gefühle der Angehörigen.

Die Betreuung von Organspendern erfordert von uns eine Änderung des Todesverständnisses sowie einer Änderung des Pflegeverständnisses. Der herkömmliche Tod ist für uns sichtbar und nachvollziehbar. Das Erlöschen der Vitalfunktionen, die Veränderungen der Hautfarbe, das Absinken der Körpertemperatur, das Auftreten von Leichenflecken und das Einsetzen der Totenstarre sind unverkennbare Eigenschaften des eingetretenen Todes. Anders geartet ist der Hirntod, der die irreversible Trennung der menschenspezifischen, kognitiven-seelischen Persönlichkeit vom kurzzeitig autonom funktionierenden Organismus darstellt und der nur mittels einer aufwendigen, hochtechnisierten Diagnostik, die als Hirntoddiagnostik bezeichnet wird, verifiziert werden kann. Rein äußerlich unterscheidet sich der Hirntote jedoch kaum von den anderen Patienten. Sein Herz schlägt, die Lunge wird künstlich beatmet, die Hautfarbe ist rosig und warm. Zumeist handelt es sich dabei noch um sehr junge Patienten, die oftmalig in bezug auf ihre zerebrale Grunderkrankung nach außen hin keinerlei Verletzungen aufweisen. Diese Anmutungsqualität, die wir hier beobachten können, täuscht über den bereits eingetretenen Tod hinweg und bleibt uns nach außen hin verborgen. Der Hirntod ist gekennzeichnet durch den Ausfall der Gesamtfunktion des Gehirns, wobei spinale Funktionen erhalten bleiben und sich nach einer Schockphase, die etwa 6 Stunden andauert, in Form von Fremd- und Eigenreflexen manifestieren. Hier sollen nur einige spinale Reflexe aufgezeigt werden. Der Nackenbeuge-Abdominalreflex, bei dem durch das Vorbeugen des Kopfes auf die Brust eine Kontraktion des Musculus rectus abdominalis erfolgt. In manchen Fällen läßt sich auch eine Beugung im Hüftgelenk auslösen. Der Galant-Reflex entsteht durch das Bestreichen der lateralen Thoraxwand. Er äußert sich in kontralateraler Beuge- und in homolateraler Wälzbewegungen des Oberkörpers. Diese spinalen Reflexe werden vor allem bei pflegerischen Tätigkeiten ausgelöst und verstärken sehr leicht die Unsicherheit bei der Beurteilung des tatsächlichen Status des Organspenders.

Wie wir wissen, kann eine medizinische Behandlung, die lediglich darauf ausgerichtet ist, den Sterbeprozeß zu verlängern, eingestellt werden. Die Pflege wird jedoch bis zum endgültigen Tod weitergeführt. Die Frage, die sich bei der Pflege von Organspendern stellt, ist, welche Art von Pflege und wieviel Pflege lasse ich dem Hirntoten zukommen. Inwieweit die Pflegeperson in der Lage ist, genauso aktiv zu pflegen wie einen schwerkranken Patienten, hängt sicherlich davon ab, in welcher Beziehung sie zu dem Toten steht. Hierzu glaube ich sagen zu können, daß neben der optimalen Organerhaltung und der Vermeidung von Infektionen zumindest eine Pflege anzustreben ist, die sich auf das Erscheinungsbild des Hirntoten bezieht und ihm ein gepflegtes Äußeres vermittelt. Dazu zählen das Waschen, das Betten, das Rasieren, das Eincremen der Haut sowie die korrekte Lagerung. Auch im Hinblick auf die Angehörigen, die sich von ihm verabschieden, finde ich diese Vorgehensweise notwendig. Auch wenn sie in ihrer Trauer und in ihrem Schmerz kaum etwas davon wahrnehmen.

Die Aufrechterhaltung der Organfunktionen ist sehr arbeitsintensiv und zeitaufwendig. Dabei gilt es die Hämoostase, die durch den Regulationsverlust beim Hirntod gegeben ist, aufrechtzuerhalten. Dies erfordert eine engmaschige Kontrolle der Vitalfunktionen, des Wasser- und Elektrolyt-Haushaltes, der Ein- und Ausfuhr-Bilanz, der Temperatur und der Durchführung der medizinischen Behandlung.

Bedingt durch die oftmalig bestehende Personalnot auf Intensivstationen, wird uns immer wieder vor Augen geführt, ob wir die Zeit, die wir beim Organspender verbringen, nicht nutzbringender den anderen schwerkranken Patienten, die ebenfalls ein Recht auf eine optimale Versorgung haben, widmen sollten. Dabei kann es immer wieder zum Auftreten von Schuldgefühlen kommen.

Angehörigenbetreuung

Die Angehörigenbetreuung gestaltet sich insofern schwierig, da die Angehörigen nicht verstehen können, daß ihr Angehöriger bereits tot sein soll, obwohl alle sichtbaren Zeichen dagegen sprechen. Die nicht verstehen können, daß trotz des eingetretenen Todes versucht wird, diesen Zustand aufrecht zu erhalten. Wie sollen sie begreifen, daß ihr Angehöriger tot ist, obwohl bei Ertönen eines Gerätealarms die Schwester/der Pfleger oder der Arzt kommt, genauso wie in den Tagen, an denen der Patient noch gelebt hat?

Hier gilt es die emotionale Belastung und das Unvermögen des Begreifens zu beachten und aufzufangen. Dazu ist es notwendig, ihnen das Phänomen des Hirntodes noch einmal zu erläutern. Wenn die Angehörigen es möchten, sollte ein Klinikseelsorger hinzu gezogen werden. Und abschließend sollte ihnen die Möglichkeit gegeben werden, sich in einer möglichst privaten Atmosphäre von ihrem Verstorbenen zu verabschieden.

Hierbei können natürlich keine Patentrezepte ausgestellt werden. Die Angehörigenbetreuung erfordert von uns ein hohes Maß an Einfühlungsvermögen, und es ist nicht immer leicht, Trost, Verständnis und Mitgefühl zu vermitteln. Zumal wir Pflegepersonen in dieser Situation häufig kontaktiert werden.

Bewältigungsstrategien

Der Umgang mit Organspendern, erfordert von uns nicht nur ein hohes Maß an Wissen und Können, sondern stellt auch eine enorme psychische und emotionale Belastung dar. Ungenügende Bewältigungsstrategien führen daher sehr oft zu Verdrängung, Verleugnung, Aktivismus, Zynismus, Aggression und Rückzug auf das Sachlich-Technische. Zu den positiven Bewältigungsstrategien zählt das Gespräch zwischen Pflegepersonen und Ärzten über das Erleben und Verarbeiten des gemeinsamen Handelns. Eigene Reflexion und Gespräche im Team über den Tod und die Achtung der Menschenwürde können sehr hilfreich sein. Vor allem ist das Feedback vom Pflegeteam, welches die oder den Organempfänger betreut, von wesentlicher Bedeutung. Wichtig dabei ist aber auch die Akzeptanz im Team gegenüber jenen Pflegepersonen, die sich außerstande fühlen, die Betreuung von Organspender zu übernehmen.

Organempfänger

Die Schwerpunkte in der Pflege und Betreuung organtransplantierter Patienten zentrieren sich nicht nur auf die Förderung des Genesungsverlaufes, das frühzeitige Erkennen von Abstoßungsreaktionen und das Vermeiden von Infektionen, sondern beschäftigen sich im speziellen auch mit der neuen Identitätsfindung und der Entwicklung neuer Lebenstrategien.

Nach der Übernahme des Patienten auf der Intensivstation, findet sich der Patient in einer für ihn fremden Umgebung wieder. Bedingt durch die immunsuppressive Behandlung und der daraus resultierenden lebensbedrohlichen Infektionsgefahr, werden die Patienten in der frühen postoperativen Phase in einer sterilen Isolationseinheit untergebracht. Das betreuende Pflegepersonal ist steril gekleidet und mit Mundschutz und Haube vermummt. Der Aufbau einer Vertrauensbasis und die Herstellung einer Beziehungsebene wird hier deutlich erschwert. Gefühle und Empfindungen werden nicht nur verbal, sondern auch mittels Mimik und Gestik verstärkt. Das Tragen von sterilen Handschuhen bei der Ausführung pflegerischer Tätigkeiten reduzieren den körperlichen Kontakt. Zudem fällt es dem Patienten schwer, die betreuende Pflegeperson zu identifzieren. Er orientiert sich lediglich nach der Körpersilhouette und an der Stimme. Daher achten wir stets darauf, daß wir uns bei Dienstantritt jeweils namentlich vorstellen.

In der Anfangsphase nach erfolgter Organtransplantation dominiert beim Empfänger die Tatsache, den Eingriff überlebt zu haben, und die Frage nach dem Funktionieren des implantierten Organs. Gerade bei herztransplantierten Patienten entsteht das Bedürfnis, das neue Herz zu spüren. Sie greifen sich an die Brust, um es zu fühlen – zu fühlen, wie es schlägt und neue Lebenskraft vermittelt. Die vormals bestehende Kurzatmigkeit, die eingeschränkte Leistungsfähigkeit und die starke Müdigkeit verschwinden zusehends. Der rasche Genesungsverlauf und die notwendige Medikation (mit Cortison) versetzen den Patienten in eine anfängliche Euphorie. Die wir auch als „flying high" oder „honeymoon period" bezeichnen. Sie wird schon nach wenigen Tagen von der Frage nach dem Organspender und der Angst, das Organ abzustoßen, also nicht anzunehmen, überschattet. Oftmalig äußern die Patienten den Wunsch, mehr über den Spender zu erfahren, obwohl sie vorher schon darauf aufmerksam gemacht wurden, daß die Anonymität des Spenders gewahrt werden muß. Einerseits entsteht der Drang, sich beim Spender oder aber auch bei dessen Angehörigen zu bedanken. Andererseits möchten die Patienten, vor allem herztransplantierte Patienten, etwas über den Spender selbst erfahren. Wie alt ist er gewesen, wie ist er ums Leben gekommen und vor allem wie war er als Mensch ? Sehr oft entsteht bei ihnen der Eindruck, daß mit dem transplantierten Herz auch Eigenschaften des Spenders mitübertragen werden. Die Angaben zum Organspender beziehen sich lediglich auf das Alter; schon das Wissen, daß es sich unter Umständen um das andere Geschlecht handelt, kann schwere Identitätskrisen auslösen. Ebenso beschäftigen sich die Organempfänger mit der Frage, ob jemand sterben mußte, damit sie weiterleben können. Bleibt diese Frage für den Empfänger unbeantwortet, kann dies schwere Schuldgefühle auslösen. Die Angst, das Organ abzustoßen, ist tief im Unterbewußtsein verankert, vor allem werden sie bei der Einnahme der Immunsuppression und der gerade am Anfang häufig durchgeführten Abstoßungsdiagnostik immer wieder daran erinnert.

Die Patienten durchlaufen eine Adaptationsphase, eine Phase, in der sie sich intensiv mit dem fremden Organ, das jetzt ihr eigenes ist, auseinandersetzen. Diese psychischen und emotionalen Belastungen, die der Patient nun durchläuft, gilt es zu erkennen und aufzufangen. Die psychischen Belastungen des Eingriffs sowie seine Persöhnlichkeit müssen daher schon bei der Indikationsstellung mitberücksichtigt werden. Postoperativ auftretende psychische Störungen können Antriebsmangel, Reizbarkeit, depressive Verstimmung, Konzentrationsschwäche, Euphorie, Erregungszustände, Illusionen, Halluzinationen und paranoide Wahnideen sein. Patienten mit derartigen psychischen Symptomen sind zumeist schwer motivierbar und unkooperativ.

Als vorrangige Bezugsperson zur Bewältigung der neuen Lebensumstände steht in der Regel nur das Pflegepersonal, welches anfänglich permanent zugegen ist, zur Verfügung. Dies erfordert von uns den Aufbau einer Vertrauensbasis zur Herstellung der Kommunikation, die innere Auseinandersetzung mit der Problematik, das aktive Zuhören und das konkrete Eingehen auf die anstehenden Probleme. Erschwert wird diese Situation nicht nur durch das Tragen von Haube, Mundschutz und steriler Kleidung, sondern auch aufgrund des häufigen

Personalwechsels. Sympathie und Antipathie spielen bei dieser Interaktion eine besondere Rolle.

Die Bewältigungsmechanismen des Patienten sind von der Persönlichkeitsstruktur, dem lebensgeschichtlichen Erfahrungshintergrund und den situativen Bedingungen des Klinikumfeldes abhängig.

Zusammenfassung

Die Betreuung von Organspender und Organempfänger stehen im Kontext zueinander. Die exakt durchgeführte Spenderpflege und Spenderkonditionierung erhöht die Überlebenschance des anonymen Organempfängers. Hierbei gilt es, die Würde des Hirntoten zu wahren, die Gefühle der Angehörigen zu achten und die psychischen und emotionalen Belastungen des spenderbetreuenden Pflegepersonals zu erkennen und adäquate Bewältigungsstrategien einzusetzen.

Dem Organempfänger wird eine zweite Lebenschance gegeben, ein fast normales Leben zu führen. Die dabei auftretenden psychischen Belastungen müssen erfaßt werden und in das Pflegekonzept einfließen und einer Konfliktlösung zugeführt werden.

Literatur

1. Arbeitskreis Organspende (1990) Organtransplantation. Erklärung der Deutschen Bischofskonferenz und des Rates der Evangelischen Kirche in Deutschland
2. Arbeitskreis Organspende (1991) Organspende und Organtransplantation. Dokumentation der Jahrestagung 1991. Trägergemeinschaft Katholischer Krankenhäuser im Bistum Trier
3. Hoff J, Schmitten J (1994) Wann ist der Mensch tot? Rowohlt, Hamburg
4. Kohlfürst E (1993) Spenderpflege aus Sicht des Pflegepersonals. ÖPTC-Pflegeseminar, Austrotransplant, Schloß Pichlarn , S 28–30
5. Lau G, Limberg C, Steldermann A (1990) Besonderheiten und Probleme bei der Pflege herztransplantierter Patienten. Die Schwester/derPfleger 4/90: 325–328
6. Mayer G, Friesacher H (1993) Die Anwendung eines Pflegekonzeptes als Grundlage der Weiterbildung in der Intensivpflege. Intensiv 3: 88–94
7. Pedarnig A (1993) Pflege nach Lebertransplantation. ÖPTC-Pflegeseminar, Austrotransplant, Schloß Pichlarn, S 7–18
8. Riedel B, Strenge H (1994) Praktische Erfahrungen in der psychologischen Betreuung von Herztransplantierten. Ein neues Herz 1994: 111–125
9. Schwarz G (1990) Dissoziierter Hirntod. Springer, Berlin Heidelberg New York Tokyo

10. Strauß B (1994) Psychosoziale Aspekte der Herztransplantation. Ein neues Herz 1994: 92–110
11. Striebel HW, Link J (1991) Ich pflege Tote. Die andere Seite der Transplantationsmedizin. Recom, Basel
12. Wunsch A (1993) Pflege bei lungentransplantierten Patienten. ÖPTC-Pflegeseminar, Austrotransplant, Schloß Pichlarn, S 1–6

Korrespondenz: DKP R. Weiß, Chirurgische Universitätsklinik, Abteilung Transplantation, Auenbruggerplatz 29, A-8010 Graz, Österreich

Die präoperative Optimierung des Patienten: Sinnvolles und Sinnloses

H. Gerlach

Klinik für Anaesthesiologie und operative Intensivmedizin, Universitätsklinikum Rudolf Virchow, Freie Universität Berlin, Berlin, Bundesrepublik Deutschland

Einleitung

In den meisten Fällen wird bei den Patienten zur evaluativen Lebertransplantation eine ausführliche Diagnostik der Vitalfunktionen durchgeführt. Hierbei sollen Nebenbefunde und besondere medizinische Probleme der Patienten erfaßt und vorbehandelt werden, um Risiken während und nach der Operation zu minimieren. Hierzu findet üblicherweise eine gemeinsame Diskussion mit den konsiliarisch beteiligten Fächern statt. Unabhängig vom Alter weisen die pathophysiologischen Veränderungen der Patienten mit Lebererkrankungen im Endstadium komplexe Interaktionen auf; die präoperative Optimierung der Patienten zur Lebertransplantation konzentrieren sich jedoch fast immer auf den funktionellen Status von Atmung, Herz-Kreislauf, Nieren, Gerinnung und Stoffwechsel.

Atmung

Bei vielen Patienten mit einer Lebererkrankung im Endstadium läßt sich eine Hypoxämie nachweisen, deren Genese meistens multifaktoriell ist. Ein wesentlicher Mechanismus ist die Verschlechterung des pulmonalen Ventilations/Perfusionsverhältnisses mit Ausbildung von zusätzlichem Totraum und pathologisch erhöhtem intrapulmonalen Recht-Links-Shunt; diese Veränderungen können durch eine Verminderung der Compliance – durch Aszites oder Pleuraergüsse –, Diffusionsstörungen – durch eine interstitielle Pneumonie – oder eine pulmonale Hypertension bedingt sein. Einige Autoren betrachten diese Probleme als Kontraindikation gegen eine Lebertransplantation [13, 18]; in anderen Untersuchungen konnte dagegen demonstriert werden, daß durch die Transplantation selbst ein positiver Effekt auf die pulmonalen Veränderungen ausgelöst werden kann [14, 20, 28].

Die Ätiologie der pulmonalen Hypertension bei Patienten mit Lebererkrankungen im Endstadium ist bis heute unklar; vermutet werden Zusammenhänge mit thrombembolischen Prozessen, einem hyperdynamen systemischen Kreislauf oder humoralen Faktoren mit pulmonal-vasokonstriktorischer Komponente. Der Einfluß einer pulmonalen Hypertension auf intra- und postoperativen Verlauf von Lebertransplantationen wird insgesamt als negativ eingeschätzt [3, 22]. Im Unterschied dazu konnte gezeigt werden, daß das akute Lungenversagen des Erwachsenen (adult respiratory distress syndrome, ARDS), dessen Genese vermutlich durch die Leberfunktion beeinflußt wird, nach einer bzw. durch eine Lebertransplantation reversibel sein kann [19].

Bei der präoperativen Vorbereitung des Patienten bleibt somit zu bedenken, daß besonders die pulmonale Hypertension mit den dadurch bedingten kardialen Belastungen zu einem Problem werden kann und bei der Evaluation der Patienten besonders berücksichtigt werden muß. Für die therapeutische Einstellung gelten dieselben Regeln wie für andere Formen des pulmonalen Hochdrucks. Bei Störungen des Ventilations/Perfusions-Verhältnisses sind roborierende Maßnahmen wie Atemgymnastik in Form von Masken-CPAP (continuous positiv airway pressure) dringend zu empfehlen. Wie beim ARDS sind jedoch Verzögerungen der Operation nicht zu rechtfertigen, da die Transplantation selbst die effektivste Therapie darstellt (s. o.).

Herz-Kreislauf

Prinzipiell gelten bei der präoperativen Vorbereitung von Patienten zur Lebertransplantation ähnliche Grundsätze wie bei anderen großen Eingriffen: es muß sowohl eine koronare als auch eine myokardiale Reserve nachweisbar sein, um die teilweise rapiden und ausgedehnten hämodynamischen Veränderungen während der Operation mit minimalem Risiko überstehen zu können. Besonders sollte hier auf ältere Patienten, Alkoholiker und Patienten mit Morbus Wilson, Hämochromatose und Hypercholesterinämie geachtet werden, die in diesem Zusammenhang besonders gefährdet sind. Kinder sind meistens weniger vorbelastet, doch auch hier gibt es Ausnahmen: eine angeborene, homozygote Hypercholesterinämie, ein Alagille-Syndrom oder hepatozelluläre Karzinome können im Verlauf der Erkrankung eine frühe Atherosklerose mit myokardialen Ischämien oder – wie beim Alagille-Syndrom – Störungen der pulmonalen Gefäßentwicklung mit Hypoplasien und/oder Stenosen entwickeln [29]. Eine genaue präoperative Diagnostik mit Darstellung der strukturellen und funktionellen Verhältnisse kann bei diesen Kindern lebensrettend sein. Wichtig für Patienten mit hepatozellulären oder hepatoblastischen Karzinomen sind anamnestische Angaben über vorangegangene Zytostasetherapien, da die hierbei üblicherweise verwendeten Anthrazykline (z.B. Doxorubicin) dosis- und altersabhängig zu klinisch relevanten Herzrhythmusstörungen und/oder Kardiomyopathien führen können [17]. Als diagnostische Verfahren sind Elektrokardiogramm und meistens auch eine Echokardiographie eine absolute Notwendigkeit, in Zweifelsfällen sind jedoch ebenfalls Herzmuskel-Szintigraphien bzw. Angiographien zu empfehlen. Nach eigenen Erfahrungen kann eine Rechtsherz-Katheteruntersuchung mit sowohl Druck- als auch Volumenbelastungstests zu einer wertvollen Ergänzung der präoperativen Diagnostik werden, da mit diesen Methoden bestimmte hämodynamische Situationen der Lebertransplantationen kopiert werden können.

Nieren

Die renale Funktion spielt in der präoperativen Vorbereitung von Patienten zur Lebertransplantation eine wichtige Rolle. Patienten mit einem Nierenversagen, das durchaus noch im Stadium der kompensierten Retention sein kann, weisen eine signifikant geringere perioperative Überlebensrate auf als unbelastete Patienten [6]. Dies hat u.a. dazu geführt, bei schweren Fällen von präoperativen Nierenversagen eine simultane Leber- und Nierentransplantation durchzuführen [26]. Ein besonders gut reproduzierbarer Parameter in der präoperativen Diagnostik scheint das Serum-Kreatinin zu sein, das als signifikanter prediktiver Faktor für die postoperative Letalität und Inzidenz bakterieller Infektionen beschrieben werden konnte [4]. Sollte das Nierenversagen jedoch ohne nachvollziehbaren Grund in der Phase des finalen Leberversagens aufgetreten sein („hepato-renales Syndrom"), dann kann durch die Lebertransplantation allein häufig eine vollständige Remission der renalen Funktionsstörung erreicht werden; erklärbar ist dieses Phänomen bis heute nicht. Somit bleibt als präoperative Vorbereitung eines Patienten eine eventuelle Dialyse zu empfehlen, wenn Retentionswerte und besonders das Serum-Kalium einen kritischen Bereich erreicht haben. Eine längere Vorbereitung scheint weniger sinnvoll zu sein, da sich die Grundsituation meistens kaum verbessern läßt; eine Verzögerung der Transplantation führt dagegen häufig zu einer weiteren Verschlechterung der renalen und hepatischen Funktion und sollte vermieden werden.

Gerinnung

Die dekompensierte Leberinsuffizienz ist durch massive funktionelle Störungen der plasmatischen und thrombozytären Gerinnung gekennzeichnet, bedingt durch eine Einschränkung der Synthese von Ge-

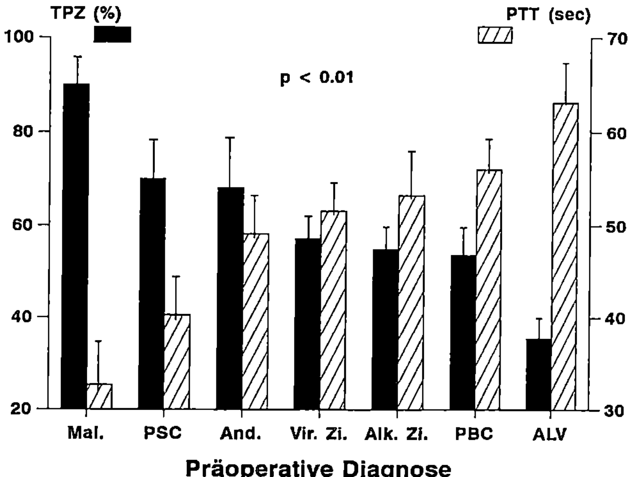

Abb. 1. Präoperative Thromboplastinzeit (TPZ; y-Achse links) und partielle Thromboplastinzeit (PTT; y-Achse rechts) der 300 Patienten, aufgetrennt nach den präoperativen Diagnosen (x-Achse; *Mal.* Malignome; *PSC* primär sklerosierende Cholangitis; *And.* andere Diagnosen; *Vir. Zi.* postvirale Leberzirrhose; *Alk. Zi.* postalkoholische (nutritiv-toxische) Leberzirrhose; *PBC* primär biliäre Zirrhose; *ALV* akutes Leberversagen). Die präoperative Diagnose beeinflußt den präoperativen Gerinnungsstatus hochsignifikant (p < 0,01). Mittelwert ± Standardabweichung; n insgesamt = 300

rinnungsfaktoren, durch Hyperfibrinolyse sowie durch disseminierte intravasale Gerinnung [1, 5, 11, 21, 23, 24]. Der hohe Bedarf an Blutersatz während orthotoper Lebertransplantationen wurde teilweise diesen Pathomechanismen zugeschrieben [7, 12, 15, 23], andere Autoren führen dagegen spezifische chirurgische Probleme wie etwa den Blutverlust während der Reperfusion des Spenderorgans als entscheidende Ursache an [10].

Der präoperative Status des Patienten bezüglich der Gerinnung hängt nach eigenen Untersuchungen wesentlich von der zugrundeliegenden Diagnose ab (Abb. 1): während lokalisierte Karzinome meistens keine wesentliche Einflüsse auf die Gerinnung haben, ist das akute Leberversagen fast immer durch eine massive Entgleisung der Parameter gekennzeichnet, bedingt durch Synthesestörungen und Hyperfibrinolyse [8]. Diese signifikanten Unterschiede lassen sich bei der Analyse der perioperativ verbrauchten Fremdbluteinheiten erstaunlicherweise nicht reproduzieren (Abb. 2). Bei einer Korrelationsanalyse zeigt sich ebenfalls, daß z.B. die Zahl der intraoperativ transfundierten Frischplasmen nicht von der präoperativen Thromboplastinzeit ab-

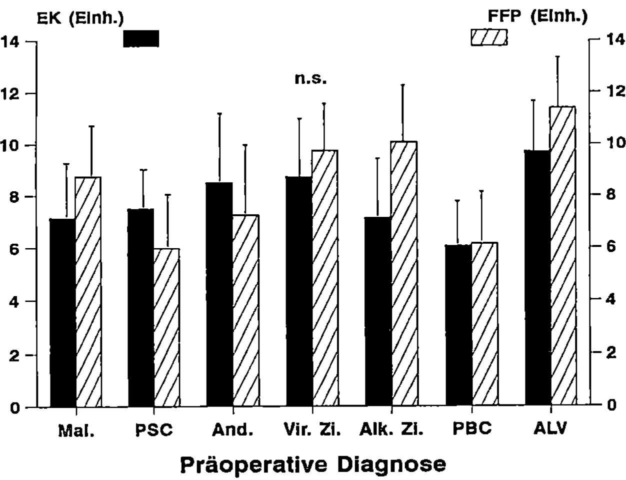

Abb. 2. Intraoperativ transfundierte Erythrozytenkonzentrate (EK; y-Achse links) und gefrorene Frischplasmen (FFP; y-Achse rechts) der 300 Patienten, aufgetrennt nach präoperativen Diagnosen (siehe Abb. 1). *n.s.* kein signifikanter Zusammenhang. Mittelwert ± Standardabweichung; n insgesamt = 300

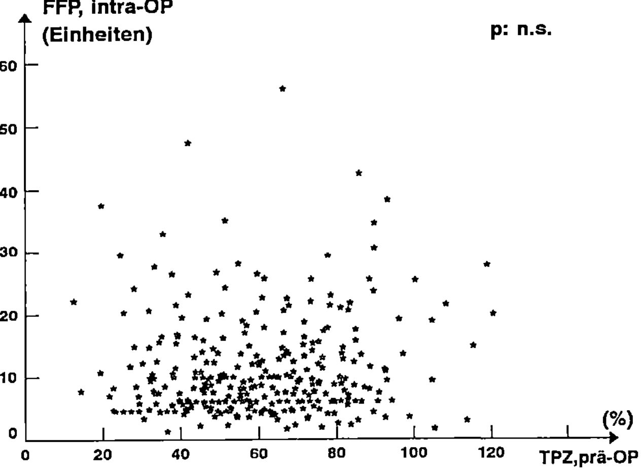

Abb. 3. Korrelation von intraoperativ transfundierten gefrorenen Frischplasmen (FFP; y-Achse) und präoperativ diagnostizierter Thromboplastinzeit (TPZ; x-Achse). *n.s.* keine Korrelation feststellbar nach Durchführung von 6 linearen und nonlinearen Regressionsanalysen

hängt (Abb. 3); diesbezüglich gibt es jedoch auch Publikationen mit gegenteiligen Befunden [16]. Nach unseren Daten erscheint es allerdings sinnlos zu sein, die präoperativ pathologischen Gerinungswerte mit Hilfe von Fremdblut-Transfusionen zu „korrigieren"; Argumente, daß diese Technik zur Verringerung des *intraoperativen* Blutverlustes und somit zu einem geringeren Transfusionsbedarf führen, sind häufig hinfällig, wenn man in den entsprechenden Arbeiten die Menge der *präoperativ* verabreichten Bluteinheiten zu einem *perioperativen Gesamtbedarf* hinzuzählt. Nach eigenen Erfahrungen ist die Transfusion von Thrombozytenkonzentraten ebenfalls nur in Ausnahmefällen indiziert [9]. Insgesamt ist die Transplantation der neuen Leber als effektivste Therapie der Gerinnungsstörungen zu werten; ferner sind rechtliche, religiöse, medizinisch-ethische und nicht zuletzt finanzielle Gesichtspunkte bei der Indikation von Transfusionen zu berücksichtigen. Unbedenklich scheint dagegen die präoperative Verbesserung der Syntheseleistung mit Hilfe von Vitamin K bzw. die Suppression der Hyperfibrinolyse durch Antifibrinolytika wie Aprotinin oder ε-Aminocapronsäure.

Stoffwechsel

Stoffwechselentgleisungen und Störungen des Säure-Base-Haushalts sind bei Patienten zur Lebertransplantation häufig zu beobachten. Übliche Veränderungen sind z.B. eine Hyponatriämie und/oder eine Hypokaliämie, teilweise sekundär aufgrund einer vorangegangenen Diuretika-Therapie. Behandlungen mit Vasopressoren bei Patienten mit Blutungen wegen portaler Hypertension können in einer generellen Flüssigkeitsansammlung resultieren, die wiederum die Störungen von Säure-Base- und Elektrolythaushalt aggravieren. Besonders bei Kindern mit einem terminalen Leberversagen kann ferner die Regulation des Glukosespiegels große Probleme bereiten; ähnliche Störungen treten bei angeborenen Stoffwechselerkrankungen oder bei Patienten mit akuter fulminanter Hepatitis auf. Die Häufigkeit solcher Störungen, die häufig auch mit Lebertumoren und einem weiteren Organversagen einhergehen, wird bei Kindern zwischen 10 und 40% geschätzt [2].

Glykogenspeichererkrankungen, Galaktosämien, α_1-Antitrypsin-Mangelsyndrome und Hämochromatosen sind oftmals mit der Entwicklung von Lebertumoren (Hepatom) verbunden; diese Patienten sollte demzufolge auf maligne Begleiterkrankungen untersucht und entsprechend evaluiert werden. Bei bestimmten angeborenen Stoffwechselstörungen muß die Funktion anderer Organsysteme überprüft werden, die hierbei häufig mitbetroffen sind: dies gilt z.B. für die Hyperoxalurie (Knochen, Niere) oder für die homozygote Hypercholesterinämie (Herz) [2, 25, 27].

Zusammenfassung

Die präoperative Optimierung des Patienten zur Lebertransplantation muß bezüglich der Organfunktionen stets eine Frage berücksichtigen: Ist eine bestimmte Schädigung eines Organs als unmittelbare Folge des Leberversagens zu betrachten? Wenn ja, dann ist die Transplantation selbst die beste und effektivste Therapie und sollte so schnell wie möglich durchgeführt werden. Dies gilt z.B. für das hepato-renale Syndrom; Versuche, über medikamentöse und/oder maschinelle Methoden eine Korrektur von Laborwerte zu erreichen, enden meistens frustran. Ähnlich ist die Situation bei Störungen der Gerinnung; auch hierbei sollte auf „Laborkosmetik" verzichtet werden. Liegt dagegen eine mittelbare oder gänzlich unabhängige Organschädigung vor, so sollte auf jeden Fall angestrebt werden, eine Optimierung der Funktion zu erreichen, selbst wenn sich dadurch eine gewisse Verzögerung des Operationstermins ergibt. Typisches Beispiel hierfür sind kardiale Vorbelastungen, die sich durch die Transplantation nur wenig beeinflussen lassen, umgekehrt aber für den Patienten zu einer vitalen Bedrohung während und nach der Operation werden können.

Literatur

1. Bontempo FA, Lewis JH, van Thiel DH, Spero JA, Ragni MV, Butler P, Israel L, Starzl TE (1985) The relation of preoperative coagulation findings to diagnosis, blood usage, and survival in adult liver transplantation. Transplantation 39: 532–536
2. Burdelski M, Rodeck B, Latta A (1991) Treatment of inherited metabolic disorders by liver transplantation. J Inherited Metab Dis 14: 604–618
3. Cheng EY, Woehlck HJ (1992) Pulmonary artery hypertension complicating anesthesia for liver transplantation. Anesthesiology 77: 389–392
4. Cuervas-Mons V, Millian I, Gavaler JS (1986) Prognostic value of preoperatively obtained clinical and laboratory data in predicting survival following orthotopic liver transplantation. Hepatology 6: 922–927
5. Dzik WH, Arkin CF, Jenkins RL, Stump DC (1988) Fibrinolysis during liver transplantation in humans: role of tissue-type plasminogen activator. Blood 71: 1090–1095
6. Ellis D, Avner ED, Starzl TE (1986) Renal failure in children with hepatic failure undergoing liver transplantation. J Pediatr 108: 393–398
7. Farrar RP, Hanto DW, Flye MW, Chaplin H (1988) Blood component use in orthotopic liver transplantation. Transfusion 28: 474–478
8. Gerlach H, Gosse F, Rossaint R, Bechstein WO, Neuhaus P, Falke KJ (1994) The relevance of perioperative coagulation parameters to indications for blood transfusions. Analysis of 300 liver transplantations. Anaesthesist 43: 168–177
9. Gerlach H, Rossaint R, Slama K, Streich R, Keitel M, Blumhard G, Bechstein W, Lemmens P, Lohmann R, Neuhaus P (1993) No requirement for cryoprecipitates or platelet transfusion during liver transplantation. Transplant Proc 25: 1813–1816
10. Harper PL, Luddington RJ, Jennings I, Reardon D, Seaman MJ, Carrell RW, Klink JR, Smith M, Rolles K, Calne R (1989) Coagulation changes following hepatic revascularization during liver transplantation. Transplantation 48: 603–607
11. Kang YG, Martin DJ, Marquez J, Lewis JH, Bontempo FA, Shaw BW Jr, Starzl TE, Winter PM (1985) Intraoperative changes in blood coagulation and thromb-elastographic monitoring in liver transplantation. Anesth Analg 64: 888–896
12. Kratzer MA, Dieterich J, Denecke H, Knedel M (1991) Hemostatic variables and blood loss during orthotopic human liver transplantation. Transplant Proc 23: 1906–1911
13. Krowka MJ, Cortese DA (1989) Pulmonary aspects of liver disease and liver transplantation. Clin Chest Med 10: 593–616

14. Laberge JM, Brandt ML, Lebeaque P (1992) Reversal of cirrhosis-related pulmonary shunting in two children by orthotopic liver transplantation. Transplantation 53: 1135–1138
15. Lewis JH, Bontempo FA, Cornell F, Kiss JE, Larson P, Ragni MV, Rice EO, Spero JA, Starzl TE (1987) Blood use in liver transplantation. Transfusion 27: 222–225
16. Lichtor JL, Emond J, Chung MR, Thistlethwaite JR, Broelsch CE (1988) Pediatric orthotopic liver transplantation: multifactorial predictions of blood loss. Anesthesiology 68: 607–611
17. Lipshultz SE, Colan SD, Gelber RD, Perez-Atayde AR, Sallan SE, Sanders SP (1991) Late cardiac effects of doxorubicin therapy for acute lymphoblastic leukemia in childhood. N Engl J Med 324: 808–812
18. Maddrey WC, van Thiel DH (1988) Liver transplantation: an overview. Hepatology 8: 948–959
19. Matuschak GM, Rinaldo JE, Pinsky MR, Gavaler JS, van Thiel DH (1987) Effect of end-stage liver failure on the incidence and resolution of the adult respiratory distress syndrome. J Crit Care 2: 162–173
20. McCloskey JJ, Schleien C, Schwarz K, Klein A, Colombani P (1991) Severe hypoxemia and intrapulmonary shunting resulting from cirrhosis reversed by liver transplantation in a pediatric patient. J Pediatr 118: 902–904
21. Owen CA, Rettke SR, Bowie EJ, Cole TL, Jensen CC, Wiesner RH, Krom RA (1987) Hemostatic evaluation of patients undergoing liver transplantation. Mayo Clin Proc 62: 761–777
22. Prager MC, Caulswell CA, Ascher NL, Roberts JP, Wolfe CL (1992) Pulmonary hypertension associated with liver disease is not reversible after liver transplantation. Anesthesiology 77: 375–378
23. Sato M, Nashan B, Ringe B, Grosse H, Barthels M, Pichlmayr R (1991) Coagulation disorder during liver transplantation. Blood Coagul Fibrinolysis 2: 25–31
24. Sporn P, Mauritz W, Schindler I, Zadrobilek E, Hocker P, Piza F, Funovics B, Fritsch A (1985) Problems of blood replacement in liver transplantation. Infusionsther Klin Ernahr 12: 187–191
25. Starzl TE, Demetris AJ, van Thiel D (1989) Liver transplantation (first of two parts). N Engl J Med 321: 1014–1022
26. Starzl TE, Iwatsuki S, Malatack JJ (1982) Liver and kidney transplantation in children receiving cyclosporine A and steroids. J Pediatr 100: 681–686
27. Starzl TE, Zitelli BJ, Shaw BW Jr (1985) Changing concepts: liver replacement for hereditary tyrosinemia and hepatoma. J Pediatr 106: 604–606
28. Stoller JK, Moodie D, Shiquone WA (1990) Reduction of intrapulmonary shunt and resolution of digital clubbing associated with primary biliary cirrhosis after liver transplantation. Hepatology 11: 54–58
29. Watson GH, Miller V (1973) Arteriohepatic dysplasia. Familial pulmonary arterial stenosis with neonatal liver disease. Arch Dis Child 48: 459–466

Korrespondenz: Priv.-Doz. Dr. med. H. Gerlach, Klinik für Anaesthesiologie und operative Intensivmedizin, Universitätsklinikum Rudolf Virchow, Augustenburger Platz 1, D-13353 Berlin, Bundesrepublik Deutschland

Infektionen des Transplantierten: Art und Häufigkeit

W. Zimmerli

Abteilung für Infektiologie, Departement Innere Medizin, Universitätskliniken,
Kantonsspital, Basel, Schweiz

Die Organtransplantation und die Knochenmarktransplantation
(KMT) sind heute etablierte Verfahren, um eine gestörte Organfunktion zu ersetzen oder ein hämatologisches Malignom zu heilen [1, 2].
Die Unterdrückung der Organabstoßung ist untrennbar mit einer
Störung der Infektionsabwehr verbunden. Aus diesem Grund zahlt der
Patient für die neue Organfunktion mit einer erhöhten Infektanfällig-
keit. Das Nutzen/Risiko-Verhältnis läßt sich in Zahlen ausdrücken,
welche in Tabelle 1 für die Herztransplantation bei terminaler Kardio-
myopathie [9] und für die KMT bei akuter myeloischer Leukämie [3]
angegeben sind. Die Zahlen zeigen, daß mit der Herztransplantation
die beträchtliche Verbesserung der Lebensprognose mit einem hohen
Infektionsrisiko bezahlt wird. Bei der akuten myeloischen Leukämie
wird das stark reduzierte Rezidivrisiko und das bessere 4-Jahresüber-
leben mit einer höheren Frühletalität als Folge der 4mal höheren
Therapie-assozierten Letalität bezahlt.

Faktoren, welche die Infektanfälligkeit erhöhen

Prinzipiell gibt es Wirtfaktoren, Spenderfaktoren, perioperative Probleme und Medikamente, welche das Infektionsrisiko bestimmen.
Tabelle 2 faßt die wichtigsten Faktoren zusammen. Der Diabetes
mellitus mit Organkomplikationen geht bei der Nierentransplantation
mit einem stark erhöhten Infektionsrisiko einher. Persistierende Viren,
vor allem Zytomegalievirus (CMV) spielen nach KMT und Toxoplasmose nach Herztransplantation eine besonders wichtige Rolle. Vorbe-

Tabelle 1. Nutzen-/Risikoverhältnis nach Transplantation

	Transplantation (%)	Konservativ (%)
Terminale Kardiomyopathie (9)		
1-Jahresüberleben	80–85	< 30
Alle Infektionen (bis 1 Jahr)	80	10–20 (?)
Schwere Infektionen	50	< 10 (?)
Akute myeloische Leukämie (3)		
4-Monate-Überleben	60	85
4-Jahres-Überleben	40	27
Rezidiv	40	71
Therapieassoziierte Letalität	20–35	5–10

Tabelle 2. Risikofaktoren für Infektion nach Organtransplantation

Vorbestehende Krankheiten

- Diabetes mellitus
- Persistierende/latente Infektionen:
  Zytomegalievirus, Varizella-Zostervirus, Herpes simplex-Virus, Toxoplasma gondii, Mycobacterium tuberculosis
- Kolonisation mit nosokomialen Keimen
- Vorbestehender chronischer Infekt

Operationstrauma (Wunde)

Invasive Monitorisierung (Intensivstation)

Immunsuppressiva

stehende schwere chronische Infektionen sind bei Patienten mit zystischer Fibrose die Regel. Sie stellen also ein besonderes Risiko bei der Lungentransplantation dar. Immunsuppressiva sind besonders gefährlich, wenn Sie in sehr hoher Dosis für wiederholte Abstoßungsbehandlungen eingesetzt werden müssen [7].

Nach allogener KMT ist das Infektionsrisiko viel höher als nach der Organtransplantation. Die Abwehrstörungen sind viel komplexer, weil sie nicht in erster Linie durch die medikamentöse Immunsuppression, sondern durch das vollständige Auswechseln des Immunsystems zustande kommen (Tabelle 3) [15]. In der Regel dauert nach KMT die

Tabelle 3. Abwehrstörungen nach Knochenmarktransplantation

- Gestörte Barrieren (v.a. Stomatitis durch Konditionierung)
- Neutropenie (durch Konditionierung oder Grundkrankheit)
- Gestörte Granulozytenfunktion (v.a. bei GVHD $\geq$ III)
- Gestörte T-Zahl und Funktion
- Gestörte B-Zellfunktion (Immunglobuline $\downarrow$, gestörte spezifische Antikörperantwort)
- Gestörte zellvermittelte Immunität durch Immunsuppressiva
- Gestörte Zytokinproduktion

Modifiziert nach Sable und Donowitz [15]

Neutropenie lange. Selbst nach Erreichen einer Neutrophilenzahl > 500 µl kann es weiterhin zu schweren bakteriellen oder Pilzinfektionen kommen. Wir stellten fest, daß Patienten mit Grad III/IV oder chronischer „graft-versus-host disease" (GVHD) während eines ganzen Jahres Granulozytendefekte haben können, welche sie für pyogene Infektionen prädisponieren [20]. Die B-Zellfunktion ist während Monaten kompromittiert, so daß schwere Infektionen mit gekapselten Keimen (z.B. Pneumokokkensepsis) noch Monate nach KMT auftreten können. Die spezifische zytotoxische CMV-Immunität erholt sich bei der Hälfte der Patienten erst nach mehr als 3 Monaten [13]. Dies erklärt, weshalb noch mehrere Monate nach KMT schwere CMV-Krankheiten auftreten können.

Infekthäufigkeit gemäß Art der Transplantation

Das Infektionsrisiko ist unterschiedlich, je nach Art der Transplantation (Tabelle 4). Ein relativ geringes Risiko haben Patienten nach Nieren- und Herztransplantation. Bedeutend mehr gefährdet sind Patienten nach einer Leber- oder einer Herz-Lungentransplantation [5]. Heute stirbt kaum mehr ein Nierentransplantierter an einer Infektion, während dies immer noch relativ häufig der Fall ist nach Leber- und Herz-Lungentransplantation, sowie nach KMT.

Tabelle 5 zeigt die Art und den Zeitpunkt der Infektionen. In einer frühen Phase haben die Transplantierten in der Regel nosokomiale Infektionen, welche unterschiedlich sind, je nach Art der Trans-

Tabelle 4. Infekthäufigkeit gemäß Organtransplantation

Art der Transplan-tation	Infektion pro Patient pro Jahr	Bakteriämie (%)	Invasive Pilzinfektion (%)	Infekt-bedingte Mortalität (%)
Niere	0,98	5	0	0
Herz	1,36	13	8	15
Leber	1,86	23	16	23
Herz-Lungen	3,19	19	23	45

Modifiziert nach Ho et al. [5]

Tabelle 5. Art und Zeitpunkt der Infektionen

Frühe Phase (1. Monat)	*Nosokomiale Infektionen* • Sepsis • Wundinfekt • Pneumonie (Herz/Lungentransplantation) • Harnweginfektion (Nierentransplantation) • Abdominalsepsis (Lebertransplantation)
Späte Phase (ab 2. Monat)	*Opportunistische Infektionen* • Virale Infektionen (HSV, CMV, VZV) • Infektion mit intrazellulären Bakterien (Listerien, Nocardia, Legionella, Mykobakterien) • Infektion mit Protozoen (Pneumocystis carinii-Pneumonie, Toxoplasma gondii)

plantation. Nach Nierentransplantation sind Harnweginfektionen, nach Lebertransplantation Abdominalinfektionen und nach Herztransplantation Lungen- und andere intrathorakale Infektionen (z.B. Mediastinitis) besonders häufig [6]. Bakteriämien sind gemäß der Studie von Ho et al. [6] nach Nierentransplantation sehr selten. Mit Pilzinfektionen muß besonders nach Leber- und Herz-Lungentransplantation gerechnet werden. In der späteren Phase treten opportunistische Infektionen auf, welche stärker abhängig vom Grad der Immunsuppression als von der Art des Transplantates sind. Eine Ausnahme bildet die Toxoplasmose, welche unabhängig von Abstoßungsbehandlungen nach der Herztransplantation relativ häufig ist, da der Erreger mit diesem Transplantat übertragen werden kann.

Art der Infektionen [4, 5, 8]

Haut- und Wundinfektionen

Haut- und Wundinfektionen sind häufig im ersten Monat nach der Transplantation. Nach Lebertransplantation sind die abdominellen Wundinfektionen vor allem durch Enterobacteriaceae, Staphylococcus (S.) aureus oder aber Candida sp. verursacht. Nach Herztransplantation ist die Sternuminfektion besonders gefürchtet. Als Erreger werden vor allem Koagulase-negative Staphylokokken, S. aureus, Pseudomonas aeruginosa oder selten auch nicht-tuberkulöse Mykobakterien isoliert. Nach Nierentransplantation unterscheiden sich die Wundinfektionen nicht von denjenigen nach anderer Abdominalchirurgie. Im Rahmen der Immunsuppression kann es nach jeder Art von Transplantation zu einer Reaktivierung von Herpesviren kommen. Die Herpes simplex Infektion manifestiert sich vor allem als Stomatitis und ist gefürchtet wegen der Superinfektionen. Das Varizella/Zostervirus verursacht den lokalisierten, seltener den generalisierten Herpes zoster.

Sepsis

Nach Lebertransplantation ist der Primärherd der Sepsis meist abdominell, seltener im Harnwegtrakt [8]. Nach Herztransplantation geht die Sepsis in der Regel von einem Katheter aus [12]. Nach Nierentransplantation ist der Primärherd meist in den Harnwegen, insbesondere muß nach einem perinephritischen Abszeß gesucht werden.

Pneumonie

Bei der Pneumonie ist je nach Zeitintervall nach der Transplantation mit sehr unterschiedlichen Erregern zu rechnen [12]. Im ersten postoperativen Monat sind nosokomiale Keime, S.aureus oder eine Mischflora nach Aspiration am häufigsten. Später spielen auch opportunistische Erreger wie Pneumocystis carinii, CMV, Nocardia, Legionellen und Mykobakterien ein Rolle. Entsprechend muß bei der spät auftretenden Pneumonie der Erreger in der Regel mit Spezialkulturen in der bronchoalveolären Lavage gesucht werden.

Harnweginfektionen

Nach Nierentransplantation sind Harnweginfektionen häufig. Sie sind in Regel durch die gleichen Erreger verursacht, welche schon präoperativ eine Rolle gespielt haben. Zusätzlich sind Koagulase-negative Staphylokokken wichtige Erreger. Strukturelle Anomalien der Harnwege sollten nach Möglichkeit korrigiert werden, um rezidivierende Infektionen zu vermeiden.

Intraabdominelle Infektionen

Diese Infektionen sind das Hauptproblem nach Lebertransplantation [8]. Leberabszesse sind Folge von biliärer oder vaskulärer Obstruktion. Die Cholangitis kann als Komplikation der T-Drain Cholangiographie oder der ERCP auftreten. Die Peritonitis wird in der Regel durch ein Gallenleck oder nach Entfernung des T-Drains gesehen. Nach intraabdominellen Abszessen muß gezielt gesucht werden. Meist sind diese Infektionen polymikrobiell. Candida sp. sind wichtige Erreger. Schließlich sind vor allem bei liegenden Drains Koagulase-negative Staphylokokken bei der Wahl der Antibiotika zu berücksichtigen.

Infektionen des Zentralnervensystems [14]

Bei der Meningitis des Transplantierten müssen opportunistische Erreger wie Listeria monocytogenes, Cryptococcus neoformans und Mycobacterium tuberculosis aktiv gesucht werden. Bei Fieber mit fokal-neurologischen Zeichen muß mit einem Computertomogramm oder MRI ein Hirnabszeß (Toxoplasma gondii, Nocardia oder Aspergillus sp.) nachgewiesen oder ausgeschlossen werden. Invasive Aspergillusinfektionen werden praktisch ausschließlich bei Patienten mit langer Neutropeniedauer und Antibiotikatherapie gefunden. Sie sind deshalb selten nach Organtransplantation.

Rolle der Immunsuppression bei der Infektgefährdung

Das Infektionsrisiko ist unterschiedlich, je nach Art der Immunsuppression. Unter Cyclosporin oder FK506 ist es am geringsten. Es ist höher unter Kombinationstherapie und insbesondere wenn Abstoßungsbehandlungen notwendig sind. Azathioprin und Cyclophosphamid führen dosisabhängig zu einer Neutropenie. Dadurch steigt vor allem das Risiko für nicht-virale Keime. Ho et al. [6] zeigten bei einer kleineren Serie von Nierentransplantierten eine Infektrate von 82% unter Azathioprin und eine solche von lediglich 43% unter Cyclosporin. Nach langer oder hochdosierter Steroidtherapie ist das Risiko für Pilzinfektionen besonders hoch [18]. Antilymphozytenglobulin und in noch stärkerem Maß OKT3 erhöhen das Risiko für opportunistische Infektionen [11].

CMV-Infektion und CMV-Krankheit

Die CMV-Krankheit ist eine gefürchtete Komplikation, insbesondere nach KMT. Sie spielt jedoch auch eine Rolle bei der Solidorgantransplantation. In den letzten Jahren sind im Gebiet der CMV-Forschung erhebliche Fortschritte gemacht worden. Der CMV-Nachweis ist heute ein Routinetest, der rasche Resultate liefert [17]. Die sog. „shell vial" Methode zum Nachweis von CMV-Antigen oder -Kultur hat eine Sensitivität von 50–60% und eine Spezifität von > 95%. Die Bestimmung der Antigenämie mit Immunperoxidasefärbung hat eine deutlich bessere Sensitivität (95%) bei ähnlicher Spezifität [16]. Die PCR-Methode hat die höchste Sensitivität und Spezifität, kann jedoch im Gegensatz zur quantitativen Antigenämie nicht zur Beurteilung des Therapieverlaufes eingesetzt werden.

Fortschritte sind jedoch auch im Gebiet der Prophylaxe und Therapie gemacht worden. Während früher nur das serologische Screening und das hochdosierte Acyclovir als wirksame Propylaxe zur Verfügung stand, kann heute mit Ganciclovir eine CMV-Krankheit wirksam verhütet oder behandeln werden [10, 19].

Zusammenfassung

Die Unterdrückung der Organabstoßung ist untrennbar mit der Störung der Infektabwehr verbunden. Für das Ausmaß der Abwehrstörung sind jedoch nicht nur die Immunsuppressiva, sondern auch Wirtsfaktoren (persistierende/latente Infektionen) und die Art des Operationstraumas entscheidend. Nach Knochenmarktransplantation sind die Abwehrstörungen viel komplexer als nach Organtransplantation. Entsprechend ist auch das Infektrisiko größer. Die Art und Häufigkeit der Infektionen ist auch abhängig vom Zeitpunkt nach der Transplantation. In der frühen Phase dominieren, wie bei anderen Patienten der Intensivstation, nosokomiale Erreger. In der späteren Phase (> 1 Monat) muß mit opportunistischen Erregern gerechnet werden. Diese sind besonders häufig nach wiederholten Abstoßungsbehandlungen.

Literatur

1. Armitage JO (1994) Bone marrow transplantation. N Engl J Med 330: 827–838
2. Brunner FP, Broyer M, Brynger H, Challah S, Dykes SR, Fassbinder W, Oulès R, Rizzoni G, Selwood NH, Wing AJ (1988) Survival on renal replacement therapy: data from the EDTA registry. Nephrol Dial Transplant 3: 109–122
3. Champlin RE, Ho WG, Gale RP, Winston D, Selch M, Mitsuyasu R, Lenarsky C, Elashoff R, Zighelboim J, Feig SA (1985) Treatment of aucte myelogenous leukemia. Ann Intern Med 102: 285–291
4. Dummer JS, Hardy A, Poorsattar A, Ho M (1983) Early infections in kidney, heart, and liver transplant recipients on cyclosporine. Tranplantation 36: 259–267
5. Ho M, Dummer JS, Peterson PK (1995) Infections in solid organ transplant recipients. In: Mandell GL, Bennett JE, Dolin R (eds) Principles and practice of infectious diseases, 4th edn. Churchill Livingstone, New York, pp 2722–2732
6. Ho M, Wajszczuk CP, Hardy A, Dummer JS, Starzl TE, Hakala TR, Bahnson HT (1983) Infections in kidney, heart, and liver transplant recipients on cyclosporine. Transplant Proc 15 [Suppl 1]: 2768–2772
7. Klauser R, Zlabinger GJ, Traindl O, Franz M, Watschinger B, Pohanska E, Kudlacek S, Kovarik J (1992) Influence of immunosuppressive therapy on infectious complications in renal transplant recipients. Transplant Proc 24: 292–294
8. Kusne S, Dummer JS, Singh N, Iwatsuki S, Makowka L, Esquivel C, Tzakis AG, Starzl TE, Ho M (1988) Infections after liver transplantation. An analysis of 101 consecutive cases. Medicine 67: 132–143
9. Menafoglio A, Cometta A, Gillard Berquer D, Stumpe F, Sadeghi H, Genton CY, Kappenberger L, Goy JJ (1994) Complications infectieuses du transplanté cardiaque: expérience lausannoise. Schweiz Med Wochenschr 124: 1479–1488
10. Meyers JD, Reed EC, Shepp DH, Thornquist M, Dandliker PS, Vicary CA, et al (1988) Acyclovir for prevention of cytomegalovirus infection and disease after allogeneic marrow transplantation. N Engl J Med 318: 70–75
11. Oh C-S, Stratta RJ, Fox BC, Sollinger HW, Belzer FO, Maki DG (1988) Increased infections associated with the use of OKT3 for treatment of steroid-resistant rejection in renal transplantation. Transplantation 45: 68–73
12. Petri WA jr (1994) Infections in heart transplant recipients. Clin Infect Dis 18: 141–148
13. Reusser P, Riddell SR, Meyers JD, Greenberg PD (1991) Cytotoxic T-lymphocyte response to cytomegalovirus after human allogeneic bone marrow transplantation: pattern of recovery and correlation with cytomegalovirus infection and disease. Blood 78: 1373–1380
14. Rubin RH (1994) Infection in the organ transplant recipient. In: Rubin RH, Young LS (eds) Clinical approach to infection in the compromised host, 3rd edn. Plenum, New York, pp 629–705

15. Sable CA, Donowitz GR (1994) Infections in bone marrow transplant recipients. Clin Infect Dis 18: 273–284
16. The TH, Van der Ploeg M, Van den Berg AP, Vlieger AM, Van der Giessen M, Van Son WJ (1992) Direct detection of cytomegalovirus in peripheral blood leukocytes —a review of the antigenemia assay and polymerase chain reaction. Transplantation 54: 193–198
17. Van Son WJ, The TH (1989) Cytomegalovirus infection after organ transplantation: an update with special emphasis on renal transplantation. Transplant Int 2: 147–164
18. Wajszczuk CP, Dummer JS, Ho M, Van Thiel DH, Starzl TE, Iwatsuki S, Shaw B jr (1985) Fungal infections in liver transplant recipients. Transplantation 40: 347–353
19. Winston DJ, Ho WG, Bartoni K, Du Mond C, Ebeling DF, Buhles WC, Champlin RE (1993) Ganciclovir prophylaxis of cytomegalovirus infection and disease in allogeneic bone marrow transplant recipients. Results of a placebo-controlled, double-blind trial. Ann Intern Med 118: 179–184
20. Zimmerli W, Zarth A, Gratwohl A, Speck B (1991) Neutrophil function and pyogenic infections in bone marrow transplant recipients. Blood 77: 393–399

Korrespondenz: Prof. W. Zimmerli, Abteilung Infektiologie, Departement Innere Medizin, Universitätskliniken, Petersgraben 4, CH-4031 Basel, Schweiz

Tolerance is a condition sine qua non in life: its relation to transplantation

S. Panzer

Klinische Abteilung für Blutgruppenserologie, Universität Wien, Österreich

The shortage of human donor organs for transplantation has induced a resurgence of interest in xenotransplantation. For this approach vascularized transplants (heart, kidney, liver) and tissue (islet cells) are considered [1]. Moreover, it became clear that HIV infection cannot be controlled by classical ways of treatment modalities. Hematopoiesis from animal donors resistant to HIV, which would allow human survival, is a fascinating indication for xenotransplantation to humans [8].

Clinically, transplant rejection occurs either as a hyperacute (within minutes to hours), acute (within days), or chronic (within days to weeks) reaction. Hyperacute graft rejection is antibody and complement mediated, while chronic rejection is a function of T cells response to antigen presented in the context of the major histocompatibility complex (MHC). The acceptance of a graft thus depens on (1) the absence of preformed antibodies against the graft, (2) MHC identity. As to the latter, it is apparent that minor histocompatibility antigens also play a role for graft functions, in particular in a marrow transplant setting.

Hyperacute rejection of vascularized organs results from damage to the endothelial cell eventually leading to thrombosis. Preformed natural antibodies, i.e. antibodies which are formed without priming, are reactive with antigen from discordant species. These antibodies are found in the animal kingdom, and in humans. Blood group antibodies are an example. In xenotransplantation damage of the endothelium is due to natural antibodies, primarily IgM, and due to the induction of complement activation (classical pathway, and possibly the alternative pathway) [7]. IgG deposition on EC certainly plays also a role as it may persist even after removal of IgM. Thus, natural antibodies are the major hindrance for the success of transplantation accross discordant species. Two major approaches are considered to overcome this hindrance, (1) removal of antibodies and complement, (2) altering of the cellular reaction sites of antibody/complement.

Virtually all procedures available to remove antibodies from the circulation and the consecutive suppression of their production have been applied in various models of xenotransplantation. All these procedures resulted in transiently successful graft survival. Careful antibody analysis in the potential xenograft reaction is a prerequisite for all these studies. We hypothezised that the number of B cell clones producing natural antibodies against certain antigens, which are shared by platelets and endothelial cells, determine the successful control of antibody dependent endothelial damage. Human antibodies reacting with pig platelets are of oligoclonal origin. These antibodies do not bind to platelet glycoprotein GP IIb/IIIa, the primary binding site of fibrinogen. The possible relevance of these findings in relation to coagulation inhibition will be discussed, as inhibition of blood coagulation and thus thrombus formation has also been investigated.

Focusing on cell suface protein expression, it has been attempted to produce transgenic animals humanized for complement reaction sites. The most prominent antigens are the glycosylphosphatidylinositol anchored complement regulatory proteins CD46 (membrane cofactor protein), CD55 (decay accelerating factor) and CD59 (protectin) [3]. The production of transgenic pigs expressing human CD55 on their endothelial cells indeed results in reduced complement activation of human serum [3]. Another promising protein relevant to endothelial cell activation is NFκB [2]. Its modulation may have a favourable effect for xenograft survival.

During the above mentioned investigations it also became obvious, that within a species some animals are better donors than others. Inbreeding these animals shall further allow specifically a better acceptance of their organs in human. Within the last 10 years T cell mediated graft rejection became better and better controlled, be it due to more potent immunosuppressive reagents, be it due to more T cell specific immunosuppression. The knowledge gained on cell surface molekules interaction, such as CD2-LFA-3 and LFA-1-ICAM-1 and CD28-B7 and various cytokines, all which in a concerted way induce a molecular cascade for T cell activation, allow to pinpoint specific reactions necessary for T cell tolerance. It thus is apparent that a number of different molecules play specific roles in T cell activation and that these molecules can differ in various T cell subpopulations [5], which are currently crudely defined by cell surface molecules. Clinically marrow transplantation is one of the best examples for the achievements to suppress T cell activation and, consecutively, to induce tolerance. Only 10 years ago it seemed impossible to consider transplantation from an unrelated donor whereas nowadays haploidentical donors are used. It thus became possible to transplant accross MHC disparities. T cell responses in xenotransplantation from discordant species may differ from allorecognition. In in vitro investigations the response of human T lymphocytes to murine antigen presenting cells results in a quantitatively less pronounced response than that seen in allogeneic interactions [6]. This decreased response may in part be due to a hole in the T cell receptor repertoire, or the incompatibility of secondary signals (i.e. cytokines, adhesion molecules) required for T cell activation, or a combianation of both. The T cell response against murine antigen can be restored upon the addition of human cytokines [6], indicating that in a clinical setting xenotransplantation will result in T cell response, and it is not clear if currently available reagents will be effective for the induction of tolerance. In summary, there is a long way to go until the clinical application of xenotransplantation. However, on the way our knowledge on humoral and cellular immune responses will increase, hopefully resulting in a fruitful application to todays transplantation procedures.

References

1. Auchincloss H (1988) Xenogeneic transplantation. A review. Transplantation 45: 1–20
2. Bach FH, Blakely ML, Van der Werft WJ, Vanhove B, Stuhlmeier K, de Martin R, Winkler H (1994) Xenotransplantation: problems posed by endothelial cell activation. Transplant Proc 26: 1029–1030
3. Langford GA, Yannoutsos N, Cozzi E, Lancaster R, Elsome K, Chen P, Richards A, White DJG (1994) Production of pigs transgenic for human decay accelarating factor. Transplant Proc 26: 1400–1401
4. Loveland BE, Syokolai K, Johnstone RW, McKenzie IFC (1994) Coordinate functions of multiple complement regulating molcules, CD46, CD55, and CD59. Transplant Proc 26: 1070–1071

5. Panzer S, Geller RL, Bach FH (1990) Purified human T cells stimulated with cross-linked anti-CD3 monoclonal antibody OKT/3:rIL-1 is a co-stimulatory factor for CD4+CD29+CD45RA-T cells. Scand J Immunol 32: 359–371
6. Panzer S, Madden M, Matsuki K (1993) Interaction of IL-1β, IL-6 and tumor necrosis factor-alpha (TNF-α) in human T cells activated by murine antigens. Clin Exp Immunol 93: 471–478
7. Platt JL, Vercerlotti GM, Dalmasso AP, Mata AJ, Bolman RM, Najarian JS, Bach FH (1990) Transplantation of discordant xenografts: a review of progress. Immunology today 11: 450–457
8. Ricordi C, Tzakis AG, Rybka WB, Fontes P, Ball ED, Trucco M, Kocova M, Triulzi D, McMichael J, Dozle H, Gupta P, Fung JJ, Starzl TE (1994) Xenotransplantation of hematopietic cells resistent to HIV as a potential treatment for patients with AIDS. Transplant Proc 26: 1302–1303

Korrespondenz: S. Panzer, Klinische Abteilung für Blutgruppenserologie, Universität Wien, Währinger Straße 18–20, Á-1090 Wien, Österreich

Mechanisms of allograft and xenograft rejection: possibilities for the future

F. H. Bach

Sandoz Center for Immunobiology, Harvard Medical School,
New England Neaconess Hospital, Boston, U.S.A.

Allografts are rejected primarily by T lymphocytes. The overall evidence suggests that both CD4+ helper T cells (Th) and CD8+ cytotoxic T cells (Tc) participate in the rejection response. When donor and recipient differ for the major histocompatibility complex in humans, termed HLA, the CD4+ cells respond to HLA class II antigens whereas the CD8+ cells respond to HLA class I antigens. These two cell populations can collaborate in the response. In addition, there can be a response without the CD4+ Th in that CD8+ Tc can, in some cases, make their own helper factors, a cell that is referred to as a helper cell independent cytotoxic T cell. In order to activate the T cell response, the recipient's T cells must recognize not only the foreign antigen on the antigen presenting cells (APC) of the donor, but also other ligands on those APC. One of the most important of these is the interaction of B7 with CD28. These provide second, or co-stimulatory signals to the responding T cell. Without these, recognition of antigen alone results in anergy of the T cell, which may, in fact, create a state of non-responsiveness that is the basis of one form of tolerance. The ultimate hope for allotransplantation is to get specific tolerance, which can be of one or both of two types. First, there is tolerance in which the cells that would react to antigens on the transplant have been functionally eliminated. Second, there is regulatory tolerance. Instances of each will be discussed.

Immediately-vascularized xenografts can be classified into two types: concordant (in which the donor is closely related phylogenetically and no hyperacute rejection [HAR] takes place) and discordant (in which there is wide phylogenetic disparity and HAR does not place). I shall speak of discordant, immediately-vascularized grafts. Although a T cell response will likely occur in these instances, analogous to the response described for allotransplants above, there will likely be differences. How well the presently-available immunosuppressive agents will work to suppress that response is not known. In addition, however, and before such a T cell response would take place, there is a reaction of the donor organ endothelial cells (EC) in response to "activation" by xenoreactive natural antibodies (XNA) and complement (C) of the recipient that deposit on the donor organ EC once blood flow is established. This reaction leads to endothelial cell (EC) activation, which, in turn, results in hemorrhage, edema, inflammation and procoagulation. To block these reactions, and thus hopefully achieve xenograft survival, requires approaches to areas that have not classically been a major focus in transplantation. Both the basis of the responses, and possible therapeutic approaches, including those of genetic engineering of the pig, will be discussed.

Korrespondenz: Prof. Dr. F. Bach, Sandoz Center for Immunobiology, Harvard Medical School, New England Neaconess Hospital, 99 Brookline Avenue, Boston, MA 02215, U.S.A.

Intensivmedizinische Probleme
in der perioperativen und in der Nachbetreuungsphase nach Herztransplantation

A. Rajek, M. Hiesmayr und D. Heilinger

Abteilung für Herz-Thorax- und Gefäßchirurgische Anästhesie und Intensivmedizin, Universität Wien, Österreich

Bei einer Frühmortalität von 10% in den ersten 30 Tagen nach Herztransplantation beträgt die 5-Jahres-Überlebensrate 85%. 1993 wurden am AKH Wien insgesamt 91 orthotope Herztransplantationen und 5 Herzlungentransplantationen durchgeführt. Dieses Jahr wurden bis November 57 Patienten herztransplantiert. Von diesen Patienten sind bis November 8 Patienten verstorben, davon 5, das sind nicht ganz 9%, im ersten postoperativen Monat. Drei dieser 5 Patienten verstarben an einer Sepsis, 1 Patient am Rechtsherzversagen und 1 Patient verstarb in Folge eines „primary donor heart failure". Die verbesserte operative Technik und postoperative Therapie sind als Grund für dieses gute Outcome anzusehen.

Management einer Herztransplantation

Die Meldung eines Spenderorganes erfolgt durch ein lokales Angebot oder über Eurotransplant an unsere Intensivstation (13 B2). Es erfolgt die Verständigung des Transplantkoordinators und des entnehmenden Chirurgen. Danach Auswahl des entsprechenden Empfängers und Bekanntgabe eines Zeitplans (Ischämiezeit, genaues Timing). Etwa 2 Stunden vor der geplanten Ankunft des Organs wird der Empfänger in den Operationssaal geholt.

Anästhesiologisches Vorgehen

Legen eines zentraler Zugangs über die V. jug. int., eines Pulmonalikatheters (Baxter REF-SAT) und einer Arterienkanüle. Erst wenn durch einen Rückruf des Entnahmeteams die Akzeptanz des Organs bestätigt ist, wird mit der Einleitung der Anästhesie mit Midazolam, Etomidat, Fentanyl und Pancuronium begonnen. Nach Intubation, Beatmung mit Luft/O_2, danach Setzen von Magensonde, Dauerkatheter, vesikaler und oesophagealer Temperatursonde und Verabreichung von Antibiotikum, Azathioprin (Imurek), und CMV-Immunglobulin (Cytotect).

Chirurgisches Procedere

Nach der Sternotomie, erfolgt nach Heparinisierung die Kanülierung von Aorta und rechtem Vorhof für die Herzlungenmaschine. Nach Eintreffen des Organs im Operationssaal Beginn des Cardiopulmonalen Bypasses und Klemmung der Aorta. Nähen der Anastomosen (rechter und linker Vorhof, Aorta und A. pulmonalis) und Entlüften des Herzens über eine Kanüle im linken Ventrikel (Gefahr von Luftembolien, bei HTX häufig). Vor Öffnen der Aortenklemme Gabe von 500 mg Methylprednisolon. Beginn der Reperfusionsphase, die etwa die Hälfte der kalten Ischämiezeit beträgt.

Abgehen vom Cardiopulmonalen Bypass

Vor dem Weaning vom Cardiopulmonalen Bypass Anschließen des Pacemakers (HR über 110/min), Beatmung des Patienten mit einer FiO_2 von 90% und Gabe von pulmonalen Vasodilatatoren, Isoproterenol und wenn notwendig von Suprarenin oder Noradrenalin. Nach erfolgreichem Abgang von der Herzlungenmaschine Protaminisierung, Substitution der Gerinnung mit FFP, Gerinnungspräparaten und Thrombozytenkonzentraten. Bei stabilen hämodynamischen Verhältnissen und nach ausreichender Blutstillung erfolgt der Thoraxverschluß. Danach Transport und Aufnahme des Patienten auf der Intensivstation.

Probleme in der peri- und postoperativen Phase
nach Herztransplantation

Abstoßung

Die Abstoßungsreaktion wird in der Literatur als die häufigste Todesursache in den ersten 30 Tagen nach Transplantation angegeben [5].
Die Diagnose der Organabstoßung erfolgt über die histologische
Abklärung. Das zu untersuchende Material wird mittels Endocardbiopsien gewonnen. Diese Biopsien werden in Lokalanaesthesie nach
Einlegen einer Schleuse in der V. jug. int. durchgeführt. Im ersten
Monat nach Transplantation wird 1mal wöchentlich biopsiert. Die
folgenden Biopsien finden in der 7. und 13. Woche statt, dann nach
6 und 12 Monaten. Ein positiver Befund in der Biopsie führt zur
Erhöhung der Prednisolondosis, bzw. zur Bolusgabe oder zur zusätzlichen Gabe von ATG (polyklonale Antikörper) oder OKT3 (monoklonale Antikörper).

Rechtsherzversagen

In mehreren Studien konnte eine Korrelation zwischen einem erhöhten
pulmonalen Widerstand und sowohl der Früh- als auch der Spätmortalität nach Herztransplantation nachgewiesen werden [1, 3, 4, 7]. Das
Rechtsherzversagen ist ein häufig und vor allem perioperativ auftretendes Problem nach Herztransplantation (HTX). Unterschiedliche
Hypothesen zur Entstehung werden in der Literatur angegeben [11].
Einerseits kann es durch indäquate Organpreservation, andererseits
durch Ischämie, Anästhetika und chirurgische Manipulation zu einer
verminderten Kontraktilität des rechten Ventrikels des Spenderherzens kommen. Eine akute Organabstoßung kann ebenfalls die Ursache
eines Rechtsherzversagens sein.

Am häufigsten jedoch ist als Grund eine pulmonale Hypertension
mit erhöhtem pulmonalen Widerstand als Reaktion auf die erhöhten
Füllungsdrucke bei Linksherzinsuffizienz anzunehmen. Bei Kandidaten zur Herztransplantation besteht in fast allen Fällen eine Erhöhung
des pulmonalen Widerstandes. Dieser wird entweder als Widerstand in
Wood Einheiten (WU = mean pulmonary arterial pressure − pulmonary wedge pressure / cardiac output) oder besser als Transpulmonaler
Gradient (TPG = mean pulmonary arterial pressure − pulmonary wedge

pressure) angegeben [2]. Präoperative Evaluierung mittels Rechtsherzkatheter und Testung, ob die pulmonale Widerstandserhöhung durch Medikamente wie Prostaglandine reversibel ist, wird routinemäßig durchgeführt. Bisher wurden Patienten mit Wood Einheiten über 6–8 oder einem TPG über 15 mmHg von einer Herztransplantation ausgeschlossen [8, 9].

Weaning vom CPB: Das Entwöhnen vom Cardiopulmonalen Bypass ist intraoperativ eine entscheidende und oft extrem kritische Phase, in der das optimale Zusammenwirken von Anästhesist, Chirurg und Cardiotechniker von enormer Bedeutung ist. Der rechte Ventrikel des neuen Herzens, der nicht an einen erhöhten pulmonalen Widerstand nicht gewöhnt ist, muß plötzlich gewaltige Mehrarbeit leisten. Um die Rechtsventrikelfunktion zu verbessern, hat sich die Therapie mit inotropen Substanzen durchgesetzt.

Isoproterenol und Dobutamin sind heute die Mittel der Wahl. Beide Medikamente führen zu einer Zunahme der Kontraktilität und der Herzfrequenz und zur Senkung der „afterload". Vasodilatatoren werden zur Senkung des pulmonalen Widerstandes schon 30 min vor Abgehen von der Herzlungenmaschine gegeben. Vergleichende Studien mit Prostaglandinen, Nitroglyzerin, Natriumnitroprussid wurden durchgeführt. Alle Vasodilatatoren bewirken nicht nur eine Erniedrigung des pulmonalen Widerstandes sondern auch des peripheren Widerstandes mit einem Abfall des mean arterial pressure (MAP) [6]. Dies kann wiederum die rechtsventrikuläre Koronardurchblutung senken und damit zu einer weiteren Verschlechterung der Rechtsventrikelfunktion führen.

Prostaplandin (PGE1) und Prostacyclin (PGI2) sind hauptsächlich pulmonale Vasodilatatoren, da Prostaglandine in der Lunge abgebaut werden (Endothel) und eine kurze Halbwertszeit besitzen. PGE1 ist ein effektiver pulmonaler Vasodilatator. Dies wurde bei mehreren Erkrankungen mit pulmonaler Hypertension (ARDS, Patienten nach Mitralklappenoperation) nachgewiesen. Prostaglandintherapie zur Senkung des pulmonalen Widerstandes in der peri- und postoperativen Phase nach Herztransplantation hat sich allgemein durchgesetzt [10].

Allerdings ist unter dieser Medikation häufig die Gabe von Vasopressoren notwendig, um den entsprechenden MAP aufrecht halten zu können und damit die Versorgung von wichtigen Organen zu sichern. Die Applikation von Suprarenin und Noradrenalin erfolgt über einen

Linksvorhofkatheter, um die Wirkung auf die Lungengefäße möglichst gering zu halten. Gelingt es trotz aller dieser Maßnahmen wegen eines Rechtsherzversagens nicht, von der Herzlungenmaschine abzugehen, muß die Implantation eines Rechtsherzersatzes (RVAD-right ventricular assist device) erfolgen und sogar eine Retransplantation überlegt werden.

Studie: In einer eigenen Studie an Patienten nach Herztransplantation wurde untersucht, ob durch NO- (Stickoxid-) Inhalation im Vergleich mit intravenöser Gabe von Prostaglandin E1 eine Verbesserung der Rechtsventrikelfunktion erzielt werden kann. NO gilt als selektiver pulmonaler Vasodilatator ohne Wirkung auf den Systemkreislauf, da inhaliertes NO nur wenige Sekunden wirksam ist und sofort durch Bindung an Hämoglobin inaktiviert wird. Die Patienten erhalten randomisiert laut Studienprotokoll entweder NO (4, 8 bis 16 ppm) über den Endotrachealtubus oder Prostaglandin E1 (4, 8, 12 ng/kg/min) intravenös zum Weaning vom cardiopulmonalen Bypass.

Vor und nach Einleitung der Anästhesie, sowie 10 und 30 Minuten nach Abgang von der Herzlungenmaschine, 1 und 6 Stunden postoperativ werden hämodynamische Parameter erhoben (Meßzeitpunkte A bis F).

Erste Daten nach 30 Patienten, jeweils 15 Patienten in jeder Gruppe, sind ausgewertet und ergaben in der NO-Gruppe im Vergleich zur PGE1-Gruppe einen signifikanten Anstieg der REF (right ventricular fraction) zum Meßzeitpunkt D und für den PVR (pulmonalvasculärer Widerstand) und den MPAP (mittlerer pulmonalarterieller Druck) eine Stunde postoperativ. Keine Unterschiede in Cardiac Output (CO), Herzfrequenz (HR), mittlerem arteriellem Druck (MAP), systemischem Widerstand (SVR) oder Wedge Druck (PCWP) konnten gefunden werden. Die Patienten unterschieden sich nicht in der Altersverteilung, in Größe, Gewicht und in den präoperativen Wood Einheiten oder in kalter Ischämiezeit, Reperfusionszeit und Operationsdauer. Ebenso waren die vor und nach Anästhesieeinleitung erhobenen Parameter in beiden Gruppen ähnlich. Die erhobenen Daten sind in den Abb. 1 und 2 als Mittelwerte ± SEM dargestellt.

Diese Resultate zeigen, daß die Senkung des pulmonalen Widerstandes durch NO-Inhalation in der intra- und perioperativen Phase nach Herztransplantation eine alternative, neue Therapiemöglichkeit darstellen könnte.

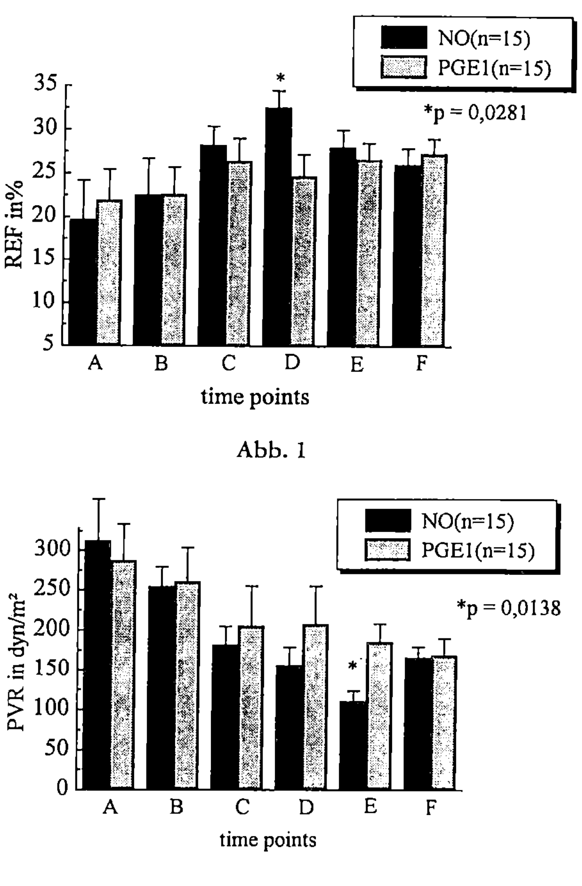

Abb. 1

Abb. 2

Immunsuppression

Mit der Immunsuppression wird schon intraoperativ begonnen. Zur Sternotomie erhält der Patient 100 mg Azathioprin und CMV-Immunglobulin. Vor Öffnen der Aortenklemme erfolgt die Gabe von 500 mg Methylprednisolon. Die immunsuppressive Therapie wird dann nach einem Protokoll auf der Intensivstation weitergeführt. Mit *Azathioprin* 3 × 50 mg pro Tag unter Leukozytenkontrolle (4000–6000), mit *Antithymozytenglobulin* (*ATG-Merieux*) 2,5 mg/kg KG sofort postoperativ über 7 Tage, mit Methylprednisolon jeweils 125 mg in der 8., 16. und 24. Stunde nach Öffnen der Aortenklemme am OP-Tag. *Prednisolon* wird anschließend bis zum 7. Tag pausiert und dann täglich alternierend 20 mg/5 mg gegeben. Mit *Cyclosporin A* wird je nach Nierenfunktion am 4.–5.postoperativen Tag begonnen in einer Dosierung von 1 mg/kgKG. Die Kontrolle der Cyclosporintherapie erfolgt durch den HPLC Spiegel. Dieser soll zwischen 250 und 300 ng/ml liegen.

Infekt, Sepsis

Patienten nach Herztransplantation sind durch die immunsuppressive Therapie besonders infektgefährdet. An erster Stelle stehen in der ersten postoperativen Zeit bakterielle Infektionen. Virale Infektionen und Pilzinfektionen treten meist später auf.

Die prophylaktische Therapie wird intraoperativ zur Sternotomie und zum Hautverschluß üblicherweise mit *Cephalosporinen* durchgeführt. Postoperative Weitergabe für die nächsten Tage. Umstellung der Antibiotikatherapie nach Keimnachweis und Antibiogramm.

Cytomegalieprophylaxe mit *CMV-Immunglobulin* wird ebenfalls intraoperativ zum Hautschnitt begonnen und postoperativ fortgesetzt. Eine Herpesprophylaxe mit *Acyclovir* wird auf der Intensivstation angefangen.

Blutungsproblem

Patienten, die zur Herztransplantation kommen, sind großteils antikoaguliert. Die intraoperative Substitution der Gerinnung erfolgt nach dem erfolgreichen Abgehen von der Herzlungenmaschine durch Gabe von Protamin, Gerinnungspräparaten, „Fresh Frozen Plasma" und eventuell Thrombozytenkonzentraten. Der Ersatz des Blutverlustes erfolgt mit Erythrozytenkonzentraten, um einen Hämatokrit von 28–30% zu halten. Die exakte Blutstillung durch den Chirurgen ist selbstverständlich. Postoperativ kann als Blutungskomplikation eine Herzbeuteltamponade auftreten. Dies erfordert die sofortige operative Revision. Bei Blutung über die Thoraxdrainagen von mehr als 1000 ml in 2 Stunden erfolgt nach Ausgleichen der Gerinnung die chirurgische Revision.

Cerebrale Probleme

Neurologische Probleme können wie nach jeder cardiochirurgischen Operation auftreten. Eine mögliche Ursache dafür sind Luftembolien, die im Zusammenhang mit Herztransplantation durch ungenügende Entlüftung des linken Ventrikels häufiger auftreten können. Neurologische Symptome wie Durchgangssyndrom, Verwirrtheit sehen wir relativ oft. Krampfanfälle, cerebrale Infarkte oder Blutungen mit schweren neurologischen Defiziten sind selten.

Zusammenfassend kann gesagt werden, daß die peri- und postoperative Phase nach Herztransplantation besonders kritisch ist und aufgrund der vorher beschriebenen speziellen Probleme oft als enorme Herausforderung an das gesamte OP-Team beziehungsweise Intensivteam gesehen werden kann.

Literatur

1. Addonizio LJ, Gersony WM, Robbins RC (1987) Elevated pulmonary vascular resistance and cardiac transplantation. Circulation 76 [Suppl]: V 52–55
2. Bourge RC, Kirklin JK, Naftel DC, White C, Mason DA, Epstein AE (1991) Analysis and predictors of pulmonary vascular resistance after cardiac transplantation. J Thorac Cardiovasc Surg 101: 432–445
3. Costard-Jäckle A, Hill I, Schroeder JS, Fowler MB (1991) The influenc of preoperative patients characteristics on early and late survival following cardiac transplantation. Circulation 84 [Suppl]: III 329–337
4. Erickson KW, Costanzo-Nordin MR, O'Sullivan EJ (1990) Influence of preoperative transpulmonary gradient on late mortality after orthoptic heart transplantation. J Heart Lung Transplant 9: 526–537
5. Haverich A, Damenhayen L, Ziemer G, Schmid Ch, Wahlers Th, Schäfers HJ, Wagenbreth I, Borst HG (1990) Heart transplantation: intraoperative management, postoperative therapy and complications. Thorac Cardiovasc Surgeon 38: 280–284
6. Kieler-Jensen N, Milocco I, Ricksten SE (1993) Pulmonary vasodilation after heart transplantation. A comparison among prostacyclin, sodium nitroprusside, and nitroglycerin on right ventricular function and pulmonary selectivity. J Heart Lung Transplant 12: 2, 179–184
7. Kirklin JK, Naftel DC, Kirklin JW, Balckstone EH, White-Williams C, Bourge RC (1988) Pulmonary vascular resistance and the risk of the heart transplantation. J Heart Transplant 7: 331–336
8. Murali S, Uretsky BF, Armitage JM (1992) Utility of prostaglandin E1 in the pretransplantation evaluation of heart failure patients with significant pulmonary hypertension. J Heart Lung Transplant 11: 716–723
9. Murali S, Uretsky BF, Reddy S, Tokarzcyk TR, Betschart AR (1991) Reversibility of pulmonary hypertension in congestive heartfailure patients evaluated for cardiac

transplantation: comparative effects of various pharmacological agents. Am Heart J 122: 1375–1381
10. Naeije R, Lipski A, Abramowicz M, Lejeune P, Melot MA, De Smet JM, Leclerc JL, Primo G (1994) Nature of pulmonary hypertension in congestive heart failure. Am J Respir Crit Care Med 149: 881–887
11. VincentJL, Carlier E, Pinsky MR, Goldstein Y, Naeije R, Lejeune P, Brimioulle S, Leclerc YL, Vahn RY, Primo G (1992) Prostaglandin E1 infusion for right ventricular failure after cardiac transplantation. J Thorac Cardiovasc Surg 103: 33–39

Korrespondenz: Dr. A. Rajek, Abteilung für Herz-Thorax-Gefäßanästhesie und Intensivmedizin, AKH Universität Wien, Währinger Gürtel 18–20, A-1090 Wien, Österreich

Neurologische Komplikationen nach Herztransplantation

L. Kramer[1], C. Madl[1], W. Hödl[2], C. Zauner[1], G. Laufer[3]
und K. Lenz[1]

[1] Intensivstation, Universitätsklinik für Innere Medizin IV,
[2] Notfallaufnahme und [3] Klinische Abteilung für Herz-Thoraxchirurgie,
Universitätsklinik für Chirurgie, AKH, Wien, Österreich

Einleitung

Neurologische Folgekrankheiten sind schwerwiegende Komplikationen der Transplantationsmedizin. Die vorliegende Übersicht beschäftigt sich mit häufigen und intensivmedizinisch relevanten neurologischen Problemen der Herztransplantation (HTX); einerseits mit cerebralen Komplikationen der immunsuppressiven und medikamentösen Therapie, insbesondere des Cyclosporin A, andererseits mit Folgen des cardiopulmonalen Bypass (CPB) und des zunehmend als Bridging-to-transplantation eingesetzten mechanischen Ventrikelassist und -ersatz. Kenntnis der potentiellen neurologischen Komplikationen kombiniert mit einer pathophysiologisch und funktionell orientierten Diagnostik ist in der Behandlung dieser Patienten erforderlich.

Perioperative Komplikationen

Komplikationen nach cardiopulmonalem Bypass (CBP)

Auch mit der heutigen weitgehend ausgereiften Technologie und intraoperativem Neuromonitoring sind cerebrale Komplikationen häufig [9]. 8 bis 73% der Patienten wiesen 8 Tage nach CPB rezente neurologische Defekte auf; in 11–37% kam es zu permanenten neurophysiologischen Defekten, bei 1–2% war ein Insult klinisch nachweisbar [28, 29]. Die pathophysiologischen Ursachen diffuser Hirnfunk-tionsstörungen sind weitgehend ungeklärt. Erst seit kurzem ist anhand von MR-Untersuchungen bekannt, daß in der ersten Stunde nach CPB offenbar aufgrund einer Störung der cerebralen Autoregulation und Mikrozirkulation ein deutliches Hirnödem auftritt [12]. Nach Beginn des CPB kommt es zu einem drastischen Abfall des cerebralen Blutflus-ses, möglicherweise auf der Basis multipler Mikroembolien [28]. Autoptisch fanden sich nach CPB multiple aneurysmatische Dilatatio-nen corticaler Arteriolen und Kapillaren (SCAD, small capillary and arteriolar dilatations) [21]. An Patienten nach CPB bei aortocoronarem Bypass wurde eine statistisch signifikante Assoziation zwischen neuro-logischen Defekten und Extrakorporalzeit, Aortenklemmzeit sowie Hypothermieausmaß beobachtet [28]. Weiters kam es bei niedrigem paCO$_2$ unmittelbar vor CPB-Beginn zu signifikant häufigeren cerebra-len Komplikationen, offenbar aufgrund von hypokapnischer Vasokon-striktion und reduziertem Perfusionsdruck [22].

Fokale cerebrovaskuläre Ereignisse

Ischämische Insulte, laminäre Nekrosen oder Lakunen aufgrund von Embolien und perioperativer Hypotension finden sich autoptisch in bis zu 50% der herztransplantierten Patienten [20]. Das Risiko frischer perioperativer Insulte liegt autoptisch bei 10–15%. Hämorrhagische Insulte treten in ca. 5%, bevorzugt bei Aspergillose und anderen an-gioinvasiven Infekten (s. u.) sowie bei Patienten mit praeoperativer Car-diomyopathie und arterieller Hypotension auf. In letzterem Fall wird pathophysiologisch eine Hyperperfusion durch postoperativ erhöhten Mitteldruck und Blutfluß bei gestörter Autoregulation diskutiert [27]. Seltener sind petechiale subarachnoidale Blutungen durch Thrombozy-tenaggregation am CPB sowie disseminierte intravaskuläre Gerinnung.

Hypoxisch-ischämische Encephalopathie – cortico-striataler Typ

Diese ist zumeist mit protrahierter Hypotension (MAP < 50 mmHg) am CPB, prolongierter Extrakorporalzeit und massiven intraoperativen embolischen Komplikationen (Luftembolie, Fettembolie, Aorten-thrombose, Cardioembolismus bei fulminanter Abstoßung sowie Kreislauf- und/oder Transplantatversagen nach Abgehen von der Maschine assoziiert. Klinisch werden die Patienten bereits in der frühen postoperativen Periode durch Coma, fehlende Entwöhnbarkeit vom Respirator, neurologische Defizite und Krampfanfälle symptomatisch, in der Regel bestehen auch renale und hepatale Komplikationen. Im CT zeigen sich hypodense Zonen im Bereich von Cortex und Stammganglien, bei einer Hypoxiezeit von unter 10 Minuten bestehen in der Regel lediglich symmetrische Läsionen im Bereich des Hippocampus, ausgelöst durch metabolische Schädigung infolge von Hyperexcitation und Calciumeinstrom. Die Prognose ist im Falle massiver Defekte und Encephalomalazie ausgesprochen ungünstig.

Encephalopathie, funktionelle Störungen

Initial postoperativ ist die Mehrzahl der neuropsychiatrischen Auffälligkeiten wie Konfusion, Agitation und Desorientierung einer vorangegangenen *Hypoxie* bzw. multiplen *Mikroembolien* zuzuschreiben. Davon abgegrenzt werden müssen die verzögerte Elimination peri- und postoperativer *Sedierung*, cerebrale Symptomatik bei low-output Syndrom, akutem Nierenversagen, Leberversagen, hyperosmolarem Coma diabeticum, septischer Encephalopathie und Entzugssymptomatik bei vorbestehendem Sedativaabusus. Rapider intraoperativer Natriumanstieg bei vorbestehender Hyponatriämie kann nach Ansicht mancher Autoren neben intracerebralen Blutungen zum fatalen Syndrom der *zentralen pontinen Myelose* führen [4]. Bei variablem Bewußtseinsgrad besteht ein phasenhafter Verlauf über Konfusion, Dysarthrie und Dysphagie bis zum Vollbild einer Quadriplegie (locked in-Syndrom). Die *critical illness polyneuropathy* besteht bei 70% der länger als 5 Tage auf einer Intensivstation aufgenommenen Patienten und stellt eine der häufigsten Ursachen protrahierter respiratorischer Insuffizienz bei septischen Patienten dar [3, 34]. Nach Thorakotomie ist außerdem eine *traumatische* Schädigung des Plexus brachialis möglich. Als diagnostisch außerordentlich sensitiv und aussagekräftig hat sich die serielle Messung somatosensorisch evozierten Potentiale erwiesen (s. u.).

Medikamentöse Ursachen

Cyclosporin A

Infolge der 1978 erfolgten Einführung von Cyclosporin A (CSA) in die immunsuppressive Therapie erlebte die Transplantationsmedizin einen gewaltigen Aufschwung, welcher auf einer Reduktion der Transplantatabstoßung und einer damit deutlich verlängerten Überlebensdauer beruht. CSA weist allerdings eine hohe Rate an Nebenwirkungen auf. Die beträchtliche Rate cerebraler Komplikationen ist (abgesehen von Tremor und Krampfanfällen) erst in den letzten Jahren erkannt worden. Als typische CSA-Neurotoxizität gelten Krampfanfälle (häufig assoziiert mit Hypomagnesiämie [30], begleitender Methylprednislon-Bolustherapie und hohen CSA-Konzentrationen), Parästhesien und cerebrovaskuläre Ereignisse im Rahmen der CSA-induzierten Hypertonie. Darüberhinaus ist (zunächst nach Leber- später auch nach Herz- und Nierentransplantation) eine spezifische frühe Form der CSA-Neurotoxizität beschrieben worden [11]. Dieses möglicherweise durch CSA-Metaboliten verursachte, nicht immer mit erhöhten CSA-Konzentrationen assoziierte, zumeist aber auf Dosisreduktion reversible Syndrom umfaßt Sehstörungen, Konfusion, Lethargie, Ataxie, corticale Blindheit, Hemi- oder Quadriplegie, Subduralhämatom und Coma. Morphologische Veränderungen der weißen Gehirnsubstanz sind in der Regel im CT als occipital, gelegentlich auch temporal oder cerebellär betonte subcorticale hypodense Areale, im MR als entsprechende Hyperintensitäten der weißen Substanz in T2-gewichteten Sequenzen zu erkennen (DD: Lymphom). Pathophysiologisch ist eine Schädigung der Blut-Hirn-Schranke wahrscheinlich. Erniedrigte Cholesterinwerte und i.v.-Applikation von CSA dürften eine Rolle spielen [6]. Auch der CSA-Lösungsvermittler Cremophor EL wurde als möglicher Auslöser multipler kleiner cerebraler und pulmonaler Fettembolien angeschuldigt [14]. Im Tierexperiment konnten vergleichbare funktionelle Veränderungen (Abnahme des cerebralen Blutflusses, Verzögerung evozierter Potentiale) sowohl durch intravenöses CSA als auch durch Cremophor alleine erzeugt werden [31].

OKT 3

Dieser murine anti-CD3-Antikörper wird in der Behandlung schwerer akuter Abstoßungskrisen verwendet. Abgesehen von hoher kardiozirkulatorischer Toxizität (Cytokinausschüttung mit Lungenödem, kardialer Dysfunktion und Hypotension) tritt in ca. 5% ein aseptisches Meningitis-Syndrom auf [1]. Es besteht aus starken Kopfschmerzen, Fieber, Hyperreflexie und kognitiver Dysfunktion. Die Lumbalpunktion ergibt in der Regel Pleozytose bei negativem Erregernachweis. Die

Symptomatik besteht über 24 bis 72 Stunden und ist selbstlimitierend. Prophylaktische Applikation von Indomethacin und Pentoxiphyllin soll die Komplikationsrate senken.

Steroide

Hochdosierte Bolustherapie kann zu Euphorie, Agitation und Steroid-induzierter Psychose führen, neurologische Langzeitkomplikationen umfassen vor allem Myopathie und Spätfolgen der steroid-induzierten Osteopathie wie Wurzelkompressionen und Paraplegie nach Wirbelkörperfrakturen.

Andere Medikamente

Mit z.T. drastischen jedoch reversiblen neurologischen Nebenwirkungen assoziiert sind einige *Antibiotika* wie Gyrasehemmer (Epilepsie, Haluzinationen, Verwirrung), Betalaktame (Krämpfe, Myoklonien, v.a. bei Penicillinen, Imipenem) und Aminoglycoside (neuromuskuläre Störungen). Auch Lokalanästhetika, Kontrastmittel, Sympathomimetica und Methylxanthine können epileptogen wirken. *Acyclovir* kann u.a. Verwirrung, Halluzinationen, Stupor und Coma auslösen.

Infektionen

Infektionen sind neben Abstoßung die Hauptquelle von Morbidität und Mortalität nach Organtransplantation. Die Notwendigkeit der Immunsuppression führt durch den zellulären Immundefekt zu einer besonderen Anfälligkeit für Infektionen durch bestimmte Pilze, Parasiten, Viren der Herpesgruppe und intrazellulären Bakterien. Das häufigste Pathogen im ZNS nach HTX ist *Aspergillus fumigatus* (25%). Ausgangspunkt ist immer ein pulmonaler Befall, durch hämatogene Streuung kommt es zu multiplen hämorrhagischen Infarkten und/oder Abszessen [17]. In absteigender Häufigkeit finden sich Toxoplasma (12%), Cryptococcus (10%), Listeria (10%), Candida und Nocardia. Die mikronoduläre Cytomegalie- Encephalitis tritt meist im Rahmen einer generalisierten Infektion auf. Epstein-Barr-Virus ist mit der Entstehung von B-zell-Lymphomen assoziiert; Herpes-simplex und Varicella-zoster-Virus können sowohl Encephalitis, Neuritis als auch generalisierte Infektionen auslösen. Eine fatale Spätkomplikation der

Immunsuppression ist die progressive multifokale Leukencephalopathie [8], ausgelöst durch Papova-Viren.

Cerebrale Komplikationen verschiedener Bridgingmethoden

Intraaortale Ballonpumpe (IABP)

Die Inzidenz neuropsychologischer Defizite während IABP ist hoch. In 4,6% trat ein cerebrovaskulärer Insult auf; bei 36% wurde eine deutliche Bewußtseinseinschränkung beobachtet, signifikant gehäuft bei Patienten mit Anfallsanamnese. In dieser Gruppe kam es auch häufiger zu cerebralen Dauerschäden, welche mit 5% beziffert wurden [25].

ELVAD (extracorporeal left ventricular assist device)

Embolische Ereignisse (Mikroaggregate, Koagel, Plaques, Luft) bilden die Hauptursache cerebraler Ereignisse [33]. An bisher 270 Patienten mit *implantierbarem Linksventrikelassist Novacor N100* verstarben 6 an cerebralen Komplikationen [P. Portner, persönl. Mitteilung]. 2 von 13 Patienten mit biventrikulärem Assist enwickelten cerebrale embolische Komplikationen [16]. Eine seit mehr als 20 Jahren strittige Frage ist die mögliche Überlegenheit von pulsatilem gegenüber nonpulsatilem Blutfluß [26]. Kontinuierlicher Blutfluß führt tierexperimentell zu stärkerer Hirnschwellung als pulsatile (physiologische) Perfusion mit gleichem Mitteldruck. Pathophysiologisch wird dieses Phänomen mit einer Stase des perivaskulären Transports interstitieller Flüssigkeit bei kontinuierlichem Blutfluß erklärt. Die wichtigsten mit guter Prognose assoziierten Faktoren während maschinellem Ventrikelersatz waren niedriges Bilirubin und intakte Nierenfunktion [24].

Evozierte Potentiale

Transplantationszentren verfügen in der Regel über ein umfangreiches Spektrum an klinischen, neuroradiologischen und laborchemischen Möglichkeiten, worauf hier nicht näher eingegangen werden soll. Abschließend soll mit den *evozierten Potentialen* ein sensitives, bettseitiges und nicht-invasives Monitoring Erwähnung finden, welches auch intraoperativ und bei tiefer Sedierung zuverlässige Aussagen über den Funktionszustand des ZNS ermöglicht [23]. Die frühen somatosensorischen Potentiale erlauben eine funktionelle seitengetrennte Aussage über sensorische periphere Nerven, ascendierende spinale Bahnen, subcorticale Strukturen und bestimmte corticale Areale [10]. Die späten Anteile bis 200 ms nach Stimulation reflektieren die in Aktivierung von Assoziationsfeldern ausgedrückte corticale Integrität und sind daher ein wichtiger prognostischer Parameter [18]. Frühe akustisch evozierte Potentiale (ABR) ermöglichen eine seitengetrennte Beurteilung der Hirnstamm- und Mittelhirnfunktion. An unserer Abteilung erfolgen routinemäßige Messungen der somatosensorischen und akustischen Potentiale bei neurologisch unklaren, klinisch aufgrund von Sedierung, Relaxierung, Beatmung etc. nicht oder nur eingeschränkt beurteilbaren Patienten.

Literatur

1. Adair JC, Woodley SL, O'Connell JB, Call GK, Baringer JR (1991) Aseptic meningitis following cardiac transplantation. Neurology 41: 249–252
2. Anstadt MP, Stonnington MJ, Tedder M, et al (1991) Pulsatile reperfusion after cardiac arrest improves neurological outcome. Ann Surg 214: 478–490
3. Bolton CF (1994) The polyneuropathy of critical illness. J Int Care Med 9: 132–138
4. Burcar PJ, Norenberg MD, Yarnell PR (1977) Hyponatremia and central pontine myelinolysis. Neurology 27: 223
5. Carella F, Travaini G, Contri P, Guzzetti S, Botta M, Pieri E, Mangoni A (1988) Cerebral complications of coronary bypass surgery. A prospective study. Acta Neurol Scand 77: 158–163
6. Cooper DK, Novitzky D, Davis L, Huff JE, Parker D, Schlesinger R, Sholer C, Zuhdi N (1989) Does central nervous system toxicity occur in transplant patients with hypocholesterolemia receiving cyclosporine? J Heart Transplant 8: 221–214
7. Deverall PB, Padayachee TS, Parsons S, Theobold R, Battistessa SA (1988) Ultrasound detection of micro-emboli in the middle cerebral artery during cardiopulmonary bypass surgery. Eur J Cardiothorac Surg 2: 256–260
8. Flomenbaum MA, Jarcho JA, Schoen FJ (1991) Progressive multifocal leukencephalopathy fifty-seven months after heart transplantation. J Heart Lung Transplant 10: 888–893
9. Gilman S (1990) Neurological complications of open heart surgery [editorial]. Ann Neurol 28: 475–476
10. Grimm G, Madl Ch, Oder W, et al (1991) Evoked potentials in severe herpes simplex encephalitis. Intensive Care Med 17: 94–97
11. De Groen PC, Aksamit AJ, Rakela J, Krom RAF (1988) Cyclosporine-associated central nervous system toxicity. N Engl J Med 318: 798
12. Harris DNF, Bailey SM, Smith PLC, Taylor KM, Oatridge A, Bydder GM (1994) Brain swelling in first hour after cardiac surgery. Lancet 342: 586–587

13. Heikkinen L (1985) Clinically significant neurological disorders following open heart surgery. Thorac Cardiovasc Surg 33: 201–206
14. Hoefnagels WAJ, Gerritsen EJA, Brouwer OF, Souverijn JHM (1988) Cyclosporin encephalopathy induced by the drug's solvent (letter). Lancet 1988: 901
15. Hotson JR, Pedley TA (1976) The neurological complications of cardiac transplantation. Brain 99: 673–694
16. Lick S, Copeland JG, Smith RG, et al (1993) Use of the symbion biventricular assist device in bridging to transplantation. Ann Thorac Surg 55: 283–271
17. Loire R, Tabib A, Bastien O (1993) Fatal aspergillosis after cardiac transplantation. About 26 cases. Ann Pathol 13: 157–163
18. Madl C, Grimm G, Kramer L, et al (1993) Early prediction of individual outcome following cardiopulmonary resuscitation. Lancet 341: 855–858
19. McManus RP, O'Hair DP, Schweiger J, Beitzinger J, Siegel R (1992) Cyclosporine-associated central neurotoxicity after heart transplantation. Ann Thorac Surg 53: 326–327
20. Montero CG, Martinez AJ (1986) Neuropathology of heart transplantation: 23 cases. Neurology 36: 1149–1157
21. Moody DM, Bell MA, Challa VR, Johnston WE, Prough DS (1990) Brain microemboli during cardiac surgery or aortography. Ann Neurol 28: 477–486
22. Nevin M, Colchester AC, Adams S, Pepper JR (1987) Evidence for involvement of hypocapnia and hypoperfusion in aetiology of neurological deficit after cardiopulmonary bypass. Lancet ii: 1493–1495
23. Nuver MR (1988) Use of somatosensory evoked potentials for intraoperative monitoring of cerebral and spinal cord function. Neurol Clin 4: 881-897
24. Pavie A, Muneretto C, Aupart M, et al (1991) Prognostic indices of survival in patients supported with temporary devices (TAH, Vad). Int J Artif Org 14: 280–285
25. Sander KM, Stern TA, O'Gara PT, et al (1992) Medical and neuropsychiatric complications associated with use of the intraaortic balloon pump. J Int Care Med 7: 154–164
26. Sanderson JM, Wright G, Sims FW (1972) Brain damage in dogs immediately following pulsatile and non-pulsatile blood flows in extracorporeal circulation. Thorax 27: 275–286
27. Sila CA (1989) Spectrum of neurologic events following cardiac transplantation. Stroke 20: 1586–1589
28. Smith PL (1988) The cerebral complications of coronary artery bypass surgery. Ann R Coll Surg Engl 70: 212–216
29. Stephan H, Weyland A, Kazmaier S, Henze T, Menck S, Sonntag H (1992) Acid-base management during hypothermic cardiopulmonary bypass does not affect cerebral metabolism but does affect blood flow and neurological outcome. Br J Anaesth 69: 51–57
30. Thompson CB, June CH, Sullivan KM, Thomas ED (1988) Association between cyclosporin neurotoxicity and hypomagnesemia. Lancet ii: 1116–1120
31. Toung TJ, Bunke FJ, Grayson RF, et al (1992) Effects of cyclosporine on cerebral blood flow and metabolism in dogs. Transplantation 53: 1082–1088
32. Vazquez de Prada JA, Martin Duran R, Garcia Monco C, Calvo JR, Olalla JJ, Gonzalez Vilchez F, Gutierrez JA (1990) Cyclosporine neurotoxicity in heart transplantation. J Heart Transplant 9: 581–583

33. Wagner WR, Johnson PC, Kormos RL, Griffith BP (1993) Evaluation of bioprosthetic valve-associated thrombus in ventricular assist device patients. Circulation 88: 2023–2029
34. Witt NJ, Zochodne DW, Bolton CF, et al (1991) Peripheral nerve function in sepsis and multiorgan failure. Chest 99: 176–194
35. Wong BI, McLean RF, Naylor CD, et al (1992) Central-nervous-system dysfunction after warm or hypothermic cardiopulmonary bypass. Lancet: 1383–1384

Korrespondenz: Dr. L. Kramer, Intensivstation 13 H 1, Universitätsklinik für Innere Medizin IV, Währinger Gürtel 18–20, A-1090 Wien, Österreich

Langzeitkomplikationen in der Organtransplantation

K. H. Tscheliessnigg

Klinische Abteilung für Transplantationschirurgie, Universitätsklinik
für Chirurgie, Graz, Österreich

Die Entwicklung der Organtransplantation vom einst experimentellen Behandlungsschema zur etablierten Behandlungsmethode, hat sich in den letzten 25–30 Jahren in atemberaubender Geschwindigkeit vollzogen.

Nicht nur, daß die Operationsmethoden und die chirurgische Technik weitgehend standardisiert worden ist, wurden immer ausgeklügeltere Organperfusionssysteme entwickelt und damit längere Ischämiezeiten mit der konsekutiven Erweiterung des Spenderpools erreicht.

Auch im Rahmen der immunosuppressiven Regime ist es gelungen, das Schreckgespenst der Abstoßung weitgehend zurückzudrängen. Überlebensraten von 87–90% von einem Jahr bzw. solche von 78% nach 5 Jahren sind keine Seltenheit mehr.

Trotz all dieser Erfolge, oder gerade deshalb sehen sich die behandelnden Teams mehr und mehr mit den Langzeitkomplikationen nach der Organtransplantation konfrontiert. Grundsätzlich kann man diese Langzeitkomplikationen unterteilen: In Komplikationen des transplantierten Organes selbst bzw. in Komplikationen, die den Gesamtorganismus betreffen. An erster Stelle, bei den Komplikationen, die die transplantierten Organe selbst betreffen, steht hier die Folge der chronischen Abstoßung bzw. chronischen Infektion des transplantierten Organes. Hier ist beim Herz die chronische obliterative Coronarsklerose, bei der Lunge, die Bronchiolitis obliterans, bei der Leber das Vanishing Bile Duct Syndrom, sowie die Arteriosklerose und Glomerulonephritis der transplantierten Niere zu erwähnen. Als Ursache all dieser Erkrankungen wird einerseits die ständig schwelende, nicht behandelte Abstoßung andererseits der chronische CMV-Infekt diskutiert. Unter den den gesamten Organismus betreffenden Komplikationen ist an erster Stelle die Infektionsanfälligkeit der immunsupprimierten Patienten zu empfehlen.

Neben Candida-Infektionen des Gastrointestinaltraktes bzw. der Harnblase, die eine ständige Behandlung mit Mykostatika erforderlich macht, ist noch der vor allen bei der Lunge so gefürchtete Aspergillus, sowie allgemeine bakterielle Erkrankungen zu erwähnen.

An der viralen Seite sind vor allem der Cytomegalievirus und der Herpesvirus als die besonderen Gegner der Transplantationsmedizin anzuführen. Beide Krankheitserreger machen ein sehr enges und sorgfältiges Monitorisieren hinsichtlich der Früherkennung dieser Erkrankungen erforderlich, da mit dementsprechenden antiviralen Medikamenten (Cytotekt, Gancyclovir, sowie Zovirax), diese einstigen Katastrophen für einen Transplantierten zu behandelbaren Krankheiten degradiert worden sind. Für Herz-Lungen- und Lungentransplantierte soll hier noch die Pneumocystis carinii ewähnt werden, welche auch nach 7–8 Jahren noch den Lungentransplantierten treffen und unter Umständen zum Tod bringen kann. Als nächstes Problem Langzeittransplantierter sind die Nebenwirkungen der Immunosuppression (Triple Drug Therapie) zu erwähnen. Hier stellt vor allem die Nephrotoxizität des Cyklosporins im Vordergrund. Zwar hat die Einführung der Triple Drug Therapie, also die Kombination mit Azathioprin und Cortison durch die dadurch niedriger werdenden Spiegel des Cyklosporins die Nephrotoxizität weitgehend zurückgedrängt – aber nach wie vor erscheint das latente kompensierte Nierenversagen in den Vordergrund langzeittransplantierter Patienten, die mit Cyklosporin behandelt werden, zu rücken. Der behandelnde Arzt steht bei diesem Patienten mit beginnender Niereninsuffizienz vor der kritischen Frage eine Konversion der immunsupprimierenden Therapie durchzuführen, nämlich das Cyklosporin abzusetzen und nur mit Azathioprin und Cortison zu behandeln, oder aber um etwaige dadurch entstehende Abstoßungskrisen zu vermeiden, das Risiko einer Niereninsuffizienz mit konsekutiver Dialysebehandlung und Nierentransplantation vorzuziehen. Neben dieser schweren, vor allem die Lebensqualität und unter Umständen auch das Leben des Transplantationspatienten beeinflussenden Komplikation sei hier noch eine weitere Nebenwirkung nämlich der Hirsutismus und die Gingivahyperplasie erwähnt. Beide werden auch durch das Cyklosporin hervorgerufen. Während die Gingivahyperplasie durch dementsprechende zahnärztliche Behandlung weitgehend beherrscht werden kann, erscheint vor allem der Hirsutismus bei weiblichen Patienten störend und muß unter Umständen mit Enthaarungscremes etc. behandelt werden. Ebenfalls dem Cyklosporin zugeordnet wird der bei einer relativ hohen Anzahl von Patienten auftretende systolische und diastolische Hypertonus. Exaktes Monitorisieren mit Blutdruckholter bzw. dementsprechende Einstellung mit allen der Medizin heute zur Verfügung stehenden Medikamenten läßt aber auch hier zufriedenstellende Ergebnisse erzielen. Während dem Azathioprin aufgrund seiner cytolytischen Eigenschaften neben den Leukozyten vor allem den Thrombozyten entsprechende Aufmerksamkeit geschenkt werden muß, führt die Dauertherapie mit Cortison zu den allseits bekannten Nebenwirkungen der Cortisontherapie. Es seien hier nur kurz Osteoporose, cushingoides Aussehen, Ulcera ventriculi et duodeni, sowie Heißhunger und damit übermäßig Fettsucht erwähnt.

Läßt man die Aufzählung der Komplikationen Revue basieren, erscheint das Leben eines Transplantationspatienten als Horrorszenario. Es zeigt sich jedoch, daß all diese Komplikationen sehr individuell und nur vereinzelt auftreten und das dementsprechend sorgfältige Einstellung der Patienten die Anzahl dieser Komplikationen drastisch vermindern, bzw. die Auswirkungen derselben zumindest mildern können. Die Aufgabe aller mit der Transplantation beschäftigten Mediziner muß es jedoch sein, unermüdlich nach neuen nebenwirkungsärmeren Immunsuppressiva zu suchen, um das bisher hervorragende Ergebnisse der Organtransplantationen noch weiter zu verbessern. Nicht vergessen werden sollte in diesem Zusammenhang, daß der Verzicht auf die Transplantation als Alternative weder eine bessere Lebensqualität, noch ein längeres Leben ermöglicht.

Korrespondenz: Univ.-Prof. Dr. K. H. Tscheliessnigg, Klinische Abteilung für Transplantationschirurgie, Universitätsklinik für Chirurgie, Auenbruggerplatz 29, A-8036 Graz, Österreich

Knochenmarktransplantation – Möglichkeiten und Ergebnisse

A. Gratwohl

Abteilung für Hämatologie, Departement Medizin, Kantonsspital Basel, Schweiz

Die Geschichte der modernen Knochenmarktransplantation (KMT) beginnt im Jahre 1968. Erstmals gelang es, durch Übertragung von Knochenmark eines HLA-typisierten und -kompatiblen Spenders einen angeborenen Defekt des Knochenmarkes zu korrigieren [1, 2]. Der weitere Verlauf dieser 3 Knaben mit schwerem kombiniertem Immundefekt, respektive einem Wiskott-Aldrich Syndrom wurde kürzlich, 25 Jahre später, publiziert [3]. Allen geht es gut, einer ist Vater eines gesunden Kindes. Der Erfolg der ersten KMT bestätigte die grundsätzliche Machbarkeit der Transplantation und legte den Grundstein für die weitere Entwicklung. Die Erneuerungen im Zellersatz mit der routinemäßigen Herstellung von Blutprodukten, die Verfügbarkeit potenter Antibiotika, antifungaler und antiviraler Substanzen sowie die Einführung von Cyclosporin als Immunsuppressivum führten dazu, daß die KMT heute eine etablierte Therapie mit definierten Indikationen ist [4, 5]. Die Tabelle 1 mit Daten der Europäischen Gruppe für Blut und Knochenmarktransplantation (EBMT) illustriert die zahlenmäßige Zunahme [6]. Allogene KMT werden heute in der Schweiz an den Universitätskliniken Basel, Genf und Zürich sowie am Kinderspital Zürich, autologe Transplantationen zusätzlich in Bellinzona, Bern, Lausanne und St. Gallen durchgeführt.

Begriffe und Technik der KMT

In den Anfangszeiten der KMT wurde Knochenmark entnommen und direkt ins Knochenmark transplantiert. Die Erfahrung zeigte, daß dies

Tabelle 1. Entwicklung der KMT in Europa[a]

Jahr	1973	1983	1993
Teams	8	97	260
Anzahl Transplantationen	16	1353	7737
Hauptindikationen			
Leukämien	2	829	3419
Lymphome	–	137	2666
Solide Tumoren	–	201	1077
Aplastische Anämie	4	119	251
Angeborene Krankheiten	10	67	244
Andere	–	–	80
Spender			
Allogene Transplantationen	16	880	3092
HLA-identisches Geschwister	10	767	2464
HLA-nichtidentisches Familienmitglied	1	86	147
Eineiiger Zwilling	–	16	25
Fremdspender	5	11	456
Autologe Transplantation	0	473	4656
Herkunft der hämopoietischen Stammzellen			
Allogenes Knochenmark	16	880	3080
Allogene periphere Stammzellen	0	0	12
Autologes Knochenmark	0	473	2450
Autologe periphere Stammzellen	0	0	1830
Autologes KM + periphere Stammzellen	0	0	365

[a] Mit Genehmigung der European Group for Blood and Marrow Transplantation (EBMT)

nicht notwendig ist. Es wird kein Gewebe transplantiert. Es reicht, hämatopoietische Stammzellen zu gewinnen und sie dem Empfänger intravenös zu infundieren. Die Stammzellen finden dank Homing-Rezeptoren ihren Weg ins Knochenmark des Empfänger. Durch Proliferation und Differenzierung kommt es zur Wiederherstellung der Knochenmarksfunktion. Die numerische Erholung dauert 2–4 Wochen, die funktionelle Erholung der Leukozyten 2–3 Monate, eventuell Jahre, falls eine GvHD persistiert.

Hämatopoietische Vorläuferzellen finden sich physiologischerweise beim Erwachsenen im Knochenmark, beim Neugeborenen zusätzlich im Nabelschnurblut [7], und vorgeburtlich in der fötalen Leber [8]. Im peripheren Blut sind Vorläuferzellen nur in geringer Zahl vorhanden. Nach hochdosierter Chemotherapie entsteht ein Rebound-Phänomen und die Zahl hämatopoietischer Vorläuferzellen steigt um mehr als das 100fache an [9–12]. Diese Mobilisierung ins periphere Blut wird ausgenutzt. Vorläuferzellen können durch Zellseparatoren in genügender Menge für eine autologe Transplantation gewonnen werden. Eine Mobilisation ins periphere Blut ist neu auch möglich durch die Gabe hämatopoietischer Wachstumsfaktoren (G-CSF oder GM-CSF) [13]. Diese Technik erlaubt es, periphere Vorläuferzellen auch von einem gesunden Spender für eine allogene Transplantation zu gewinnen. Es ist denkbar, daß in wenigen Jahren die peripheren Vorläufer-zelltransplantation die KMT sowohl autolog wie allogen vollständig ersetzen wird.

Für die KMT werden dem Spender durch multiple Aspiration des Beckenkammers in Allgemeinnarkose oder Epiduralanästhesie 500–1500 ml Knochenmarksblut entnommen [10]. Als Ziel werden $2–3 \times 10^8/l$ kernhaltige Zellen/kg, $2–4 \times 10^6$ CD34+ Zellen/kg oder $2–4 \times 10^4$ CFu-GM/kg Körpergewicht des Empfängers angestrebt. Gleiche Zahlen gelten für Knochenmark wie für peripheres Blut. Für eine autologe Transplantation sind weniger, für eine nichtkompatible Transplantation mehr Zellen notwendig. Das Knochenmark wird ohne weitere Behandlung intravenös infundiert. Bei einer ABO-Inkompati-bilität zwischen Empfänger und Spender sind zusätzliche Maßnahmen notwendig. Zur Reduktion der GvHD können die T-Lymphozyten aus dem Knochenmark entfernt werden (T-Zell Depletion). Für autologe Transplantationen wird versucht, die Zahl kontaminierender Tumor-zellen durch physikalische, chemische oder immunologische Methoden zu vermindern (Purging). Es gibt dabei noch keine sichere Methode, gesunde Zellen des Knochenmarks oder des peripheren Blutes von Tumor- oder Leukämiezellen vollständig zu trennen.

Der KMT geht eine Vorbehandlung des Empfängers voraus, die sogenannte Konditionierung [4, 5, 14]. Sie ist notwendig, um das Immunsystem des Empfängers zu unterdrücken und eine Abstoßung zu verhindern. Einzig bei Kindern mit schwerem kombiniertem Im-mundefekt entfällt sie. Die Konditionierung erlaubt zudem die Entfer-nung des kranken Knochenmarkes und schafft Raum für die neue Hämopoiese. Sie besteht für Patienten mit aplastischer Anämie aus hochdosiertem Endoxan, für Patienten mit malignen Erkrankungen aus der Kombination Endoxan und Ganzkörperbestrahlung, eventuell zusätzlich ergänzt durch VP-16 oder andere Zytostatika. Als Alternative, sowie bei vorbestrahlten Patienten, kann eine Kombination mit Endoxan und Busulfan verwendet werden.

Bis zum Anwachsen des Knochenmarkes nach 2–4 Wochen ist zur Überbrückung der Knochenmarkaplasie ein intensiver supportive care mit Transfusionen von Erythrozyten, Thrombozyten und der Gabe von Antibiotika, antiviraler und antifungaler Substanzen notwendig. Als zusätzliche Maßnahme zum Schutze vor Infektionen werden Patienten mit allogener Transplantation meist unter sterilen Bedingungen gepflegt. Die heute zur Verfügung stehenden hämatopoietischen Wachstumsfaktoren wie Erythropoietin, G-CSF und GM-CSF können den Zellersatz erleichtern [13]. Zur Prophylaxe der GvHD wird Cyclosporin, die Kombination Cyclosporin und Methotrexat oder eine T-Zell Depletion angewandt [4, 5].

Voraussetzung für eine KMT

Die wichtigste Voraussetzung ist ein geeigneter Spender. Als erste Wahl wird ein HLA-identisches Geschwister bevorzugt. Unter bestimmten Bedingungen kommt auch ein nicht vollständig identisches Familienmitglied in Frage. Findet sich in der Familie kein geeigneter Spender, besteht heute die Möglichkeit, einen freiwilligen, unverwandten, typisierten Spender zu suchen [15]. Weltweit sind heute über eine Million Menschen typisiert, in einem der nationalen Register eingetragen und bereit, bei Bedarf Knochenmark zu spenden. Ist kein Spender vorhanden, oder bei entsprechender Indikation, kommt eine autologe Transplantation in Frage.

Die nächstwichtige Rolle spielt das Alter. Die transplantationsbedingte Mortalität steigt mit zunehmendem Alter und zunehmender Histoinkompatibilität. Deshalb beschränken viele Zentren das Vornehmen einer Transplantation für HLA-identische KMT auf 50, für unverwandte KMT auf 40 Jahre. Für eine autologe Transplantation kann die Altersgrenze höher eingestuft werden. Die Indikationen wurden in den letzten Jahren immer wieder erweitert. Es gibt dabei unumstrittene Indikationen ohne Alternativtherapie und solche, bei denen prinzipiell andere Vorgehen zur Verfügung stehen. Wichtig ist, daß die Transplantation möglichst ab Diagnose in den Behandlungsplan eingebaut ist und früh im Krankheitsverlauf eingesetzt wird. Die

Resultate sind dann am besten. Eine frühzeitige Planung erlaubt auch eine zeitgerechte Kostengutsprache und einen termingerechten Transplantationsplatz. Beide Probleme, Kosten und Platz, sind zunehmend schwieriger zu lösen. Eine KMT als ultima ratio erst nach Versagen aller Alternativtherapien ist falsch und sollte heute nicht mehr durchgeführt werden.

Komplikationen

Die KMT ist eine intensive Therapieform. Komplikationen sind häufig. Sie sind bedingt durch die Grundkrankheit, die Konditionierung und die Knochenmarksaplasie. Im Vordergrund stehen bei den Frühkomplikationen Hämorrhagien, bakterielle, virale (Herpesviren), Pilzbedingte (Candida, Aspergillus) und parasitäre (Pneumocystis carinii) Infektionen, Mukositis, Nausea, veno-okklusiv disease der Leber, interstitielle Pneumonie und transiente Alopezie. Abstoßungen sind relativ selten. Bei der allogenen Transplantation ist immer noch die häufigste Komplikation die akute Graft-versus-host disease (GvHD). Ihr Vorhandensein und die dafür notwendige Immunsuppression verstärken zusätzlich die vorhandenen Probleme. Durch geeignete Maßnahmen können Komplikationen verhindert oder bei Auftreten in ihrer Auswirkung reduziert werden. Erfreulich ist, daß in den letzten 10 Jahren die transplantationsbedingte Mortalität bei der autologen und der allogenen Transplantation abgenommen hat. Mit der Besserung der Resultate ist das unmittelbare Überleben nicht mehr das alleinige Hauptziel. Spätkomplikationen und Lebensqualität sind von zunehmender Bedeutung. Die häufigsten Spätkomplikationen sind endokrine Störungen wie verzögertes Wachstum, fehlend Pubertät, vorzeitige Menopause und Sterilität, Katarakte, Karies, Spätinfektionen, Komplikationen der chronischen GvHD, Rezidiv der Grundkrankheit und Zweittumoren. Regelmäßige Kontrollen sind Voraussetzung für die Prophylaxe, Erfassung und rechtzeitige Therapie von Spätkomplikationen [16].

Resultate

Weltweit wurden seit der ersten erfolgreichen Transplantation im Jahre 1968 mehr als 30.000 Transplantationen vorgenommen. Eine genügende Anzahl Patienten mit einer Beobachtungszeit von mehr als 10 Jahren erlaubt eine Abschätzung der Risiken und Erfolgschancen.

Insgesamt sind etwa die Hälfte aller Patienten 10 Jahre nach der Transplantation am Leben, 80% davon wieder integriert in Familie und Beruf, ohne Zeichen ihrer Krankheit und voll aktiv [4, 5, 16, 17]. Wir kennen heute die wichtigsten prognostischen Faktoren [18]. Sie sind abhängig vom Patienten, vom Spender und von den getroffenen Maßnahmen. Der wichtigste Faktor ist das Stadium der Krankheit zum Zeitpunkt der Transplantation. Dies gilt für alle Indikationen und für alle Transplantationsarten. Wird die Transplantation in einem frühen Stadium vorgenommen, sind die Resultate am besten. So sind bei einer akuten Leukämie nach Transplantation in erster Remission etwa 40–70% der Patienten nach 10 Jahren ohne Zeichen ihrer Krankheit am Leben. Bei Transplantation in zweiter Remission beträgt dieser Anteil noch 15–25%, bei refraktärer Krankheit weniger. Bei chronisch myeloischer Leukämie in chronischer Phase sind die entsprechenden Zahlen bei 50–70%, in akzelerierter Phase nur noch 15–30%. Bei der schweren aplastischen Anämie darf erwartet werden, daß etwa 80% der Patienten nach 10 Jahren gesund am Leben ist, wenn die Transplantation früh erfolgt. Dieser Unterschied im Ausgang ist bedingt durch eine Zunahme der transplantationsbedingten Komplikationen wie des Rezidivrisikos bei späteren Transplantationen. Grundsätzlich behalten unabhängig von der Transplantation andere prognostische Kriterien der Krankheit wie z.B. der Subtyp der Krankheit ihre Bedeutung.

Ein zweiter wichtiger Faktor sind Alter und Geschlecht der Patienten und unabhängig davon Alter und Geschlecht der Spender bei der allogenen Transplantation. Das Risiko transplantationsbedingter Komplikationen steigt mit zunehmendem Alter. Frauen haben eine bessere Prognose als Männer. Das Risiko transplantationsbedingter Komplikationen ist am höchsten bei Männern nach allogener Transplantation von einem weiblichen Spender mit vorhergehender Schwangerschaft oder Transfusionen. Offenbar kann sensibilisiertes weibliches Knochenmark zu einer GvHD gegen das Y-Antigen führen.

Unterschiede in der Histokompatibilität zwischen Spender und Empfänger führen zu unterschiedlichen Resultaten [4, 5, 17, 18]. Eine GvHD fehlt bei der autologen und syngenen Transplantation [19, 20]. Die transplantationbedingte Mortalität ist in dieser Situation am geringsten. Sie ist höher bei der HLA-identischen Transplantation und am höchsten bei der nichtidentischen oder der unverwandten Transplantation. Umgekehrt ist das Risiko eines Rezidives am höchsten bei der autologen Transplantation. Es besteht die Möglichkeit der Rücktransfusion maligner Zellen, und es fehlt der Graft-versus-leukemia (GvL) Effekt. Das Dilemma zwischen GvHD und GvL bleibt bestehen bei der Prophylaxe und Therapie der GvHD. Alle Maßnahmen, die die GvHD reduzieren, verringern auch den GvL-Effekt und erhöhen das Risiko eines Rezidives. Bisher ist es nicht gelungen, durch eine intensivere Rekonditionierung den Verlust des GvL-Effektes auszugleichen. Zusätzliche Chemotherapie oder höhere Strahlendosen verringern zwar das Risiko des Rezidivs, erhöhen aber die Zahl der Komplikationen. Diese Auflistung zeigt, daß sowohl unabhängige Faktoren wie Alter und Geschlecht als auch therapeutische Maßnahmen das Risiko beeinflussen können und in der Entscheidung berücksichtigt werden müssen. So wird zum Beispiel bei einem älteren Patienten mit akuter myeloischer Leukämie von günstiger Prognose und alleinigem weiblichem Spender in erster Remission eher zugewartet als bei ungünstiger Form der AML oder bei männlichem Spender. Das zusätzliche Risiko des weiblichen Spenders wird berücksichtigt.

Ausblick

Die Transplantation hämatopoietischer Vorläuferzellen wird laufend weiter entwickelt. Solange keine besseren alternativen Therapien zur Verfügung stehen, wird die bei Patienten mit malignen hämatologischen Erkrankungen sowie mit angeborenen schweren Knochenmarksdefekten die Therapie der Wahl bleiben. Wahrscheinlich wird die periphere Vorläuferzelltransplantation die KMT vollständig ersetzen. Positive Stammzellselektion und die Möglichkeit der in vitro Expansion wird es erlauben, in der allogenen Situation genügend Vorläuferzellen ohne T-Zellen und damit ohne GvHD, in der autologen Situation tumorfreie Vorläuferzellen zu transplantieren in der autologen Situation, tumorfreie Vorläuferzellen zu verwenden. Die positive Stammzellselektion eröffnet auch neue Wege für die somatische Gentherapie. Angeborene Stoffwechselstörungen können durch Einbringen des entsprechenden Gens in die hämatopoietische Vorläuferzellen korrigiert werden. Entsprechende Studien sind zur Behandlung des Adenosindiaminase-Mangels oder zur Behebung des M. Gaucher bereits im Gange. Durch Einschleusen des Multi-Drug-Resistance Gens in die hämatopoietische Stammzelle kann das therapeutische Spektrum bei soliden Tumoren erweitert werden. Die Verfügbarkeit neuer hämatopoietischer Wachstumsfaktoren wird zudem die Aplasiezeit auf ein Minimum verkürzen und die transplantationbedingte Mortalität und Morbidität verringern.

Literatur

1. Gatti RA, Meuwissen HJ, Allen HD, Hong R, Good RA (1968) Immunological reconstitution of sex-linked lymphopenic immunological deficiency. Lancet 2: 366
2. Bach FH, Albertini RJ, Joo P, Anderson JL, Bortin MM (1968) Bone marrow transplantation in a patient with the Wiskott-Aldrich syndrome. Lancet 2: 1364
3. Bortin MM, Bach FH, van Bekkum BW, Good RA, van Rood JJ (1994) 25th Anniversary of the first successful allogeneic bone marrow transplant. Bone Marrow Transplant 84: 211
4. Armitage J (1994) Bone marrow transplantation. N Engl J Med 330: 827
5. Rowe JM, Ciobanu N, Ascensao J, Stadtmauer EA, Weiner RS, Schenkein DP, McGlave Ph, Lazarus HM (1994) Recommended guidelines for the management of autologous and allogeneic bone marrow transplantation. Ann Int Med 120: 143
6. Gratwohl A, Hermans J (1993) Indications and donor source of hematopoietic stem cell transplants in Europe. Clin Transplant (in press)
7. Apperley J (1994) Umbilical cord blood progenitor cell transplantation. Bone Marrow Transplant 14: 187–196
8. Touraine JL, Laplace S, Rezzoug F (1991) The place of fetal liver transplantation in the treatment of inborn errors of metabolism. J Inherit Metab Dis 14: 619
9. Gianni AM, Siena S, Bregni M, Tarella C, Stern AC, Pileri A, Bonadonna (1989) Granulocyte-macrophage colony-stimulating factor to harvest circulating haemopoietic stem cells for autotransplantation. Lancet 2: 580
10. Sheridan WP, Begley CG, Juttner CA, Szer J, Bik To L, Maher D, McGrath KM, Morstyn G, Fox RM (1992) Effect of peripheral blood progenitor cells mobilised by filigrastim (G-CSF) on platelet recovery after high-dose chemotherapy. Lancet 339: 640
11. Eaves CJ (1993) Peripheral blood stem cells reach new heights. Blood 82: 1957
12. Dreger P, Suttorp M, Haferlach T, Loeffler H, Schmitz H (1993) Allogeneic granulocyte-colony stimulating factor mobilised peripheral blood progenitor cells for treatment of engraftment failure after bone marrow transplantation. Blood 81: 1404
13. Lieschke GJ, Burgess AW (1992) Granulocyte colony stimulating factor and granulocyte-macrophage colony stimulating factor. N Engl J Med 327: 28, 99
14. Thomas ED, Storb R, Clift RA, et al (1975) Bone marrow transplantation. N Engl J Med 292: 832, 895
15. Special report from the Executive Committee of the World Marrow Donor Association (1992) Bone marrow transplants using volunteer donors – recommendations and requirements for a standardized practice throughout the world. Bone Marrow Transplant 10: 287
16. Tichelli A, Gratwohl A, Uhr M, Dazzi H, Hoffmann T, Stebler Gysi C, Walter E, Roth J, Hünig R, Nissen C, Speck B (1991) Gesundheitszustand und Spätkomplikationen nach allogener Knochenmarktransplantation. Schweiz Med Wochenschr 121: 1473

17. Forman SJ, Blume KG, Thomas Ed (eds) (1994) Bone marrow transplantation. Blackwell, Oxford
18. Schäfer UW, Becker DW (Hrsg) (1991) Knochenmarktransplantation. Karger, Basel
19. Gratwohl A, Hermans J, Niederwieser D, Frassoni F, Arcese W, Gahrton G, Bandini G, Carreras E, Vemant JP, Bosi A, de Witte T, Fibbe WE, Zwaan F, Michallet M, Ruutu T, Devergie A, Iriondo A, Apperley J, Reiffers J, Speck B, Goldman J, for the Chronic Leukemia Working Party of the European Group for Bone Marrow Transplantation (1993) Bone marrow transplantation for chronic myeloid leukemia: long-term results. Bone Marrow Transplant 12: 509
20. Ferrara JLM, Deeg HJ (1991) Graft-versus-host disease. N Engl J Med 324: 667

Korrespondenz: Prof. Dr. A. Gratwohl, Abteilung Hämatologie, Departement Innere Medizin, Kantonsspital Basel, CH-4301 Basel, Schweiz

Oxygenierungsindices als prognostische Parameter während der orthotopen Lebertransplantation

H. Steltzer[1], R. Fitzgerald[1], R. Steininger[2] und M. Zimpfer[1]

[1] Universitätsklinik für Anaesthesie und Allgemeine Intensivmedizin und
[2] Klinische Abteilung für Transplantationschirurgie, Universitätsklinik
für Chirurgie, Wien, Österreich

Die orthotope Lebertransplantation (OLT) hat sich als Mittel der Wahl zur Behandlung der terminalen Leberinsuffizienz unterschiedlicher Genese etabliert. Trotz immer besser werdender Methoden der Organkonservierung sowie der anaesthesiologischen und operativen Techniken kommt es bei einem Teil der Patienten (5–10%) zu einem perioperative Transplantatversagen (primäre Nichtfunktion der Leber: PRNF) mit klinischen Folgen. Einerseits sind extrakorporale Leberersatzverfahren beim Menschen noch weitgehend ungeprüft, andererseits führt der Ausfall der Leberfunktion zu metabolischer Insuffizienz, Hypothermie, massiver Gerinnungsstörung und hämodynamischer Instabilität. Ein weiteres Problem ergibt sich aus der Tatsache, daß nur in seltenen Fällen rechtzeitig ein Ersatzorgan beschafft werden kann und die Retransplantation per se mit einer höheren Morbidität und Mortalität verbunden sein kann [1].

Zur Vermeidung und Früherkennung dieser Komplikation wird dem perioperativem Monitoring der Transplantatfunktion klinisch besonderes Interesse eingeräumt und verschiedenste Parameter für die Leberfunktion herangezogen. So waren bisher neben den klassischen Leberenzymen (GOT, GPT, LDH, yGT) hämodynamische Messungen [2], der Blutglukosemetabolismus [3], der Aminosäurenstoffwechsel [4], die Proteinsyntheserate [5], spezielle Scoresysteme [6] sowie die Laktatclearance [7] Gegenstand klinischer Forschungen.

Ein gemeinsames Problem all dieser Untersuchungen war es jedoch, daß viele dieser Parameter unmittelbar perioperativ kaum verfügbar sind und sich die Beurteilung des Transplantates auf die grobe Funktionseinschätzung (Reperfusionshyperämie, Galleproduktion) beschränkte. Weil postoperatives Überleben mit idealen Werten für Sauerstoffverbrauch (VO_2) und Sauerstoffangebot bei kritisch Kranken in Zusammenhang gebracht wurde [8] und weil die gesunde Leber per se etwa 25% des Ganzkörpersauerstoffs verbraucht, ergab sich das Monitoring der Sauerstoffvariablen als interessanter zusätzlicher Ansatz für die Evaluierung der Lebertransplantatfunktion. Ziel unserer Untersuchungen war es, in einer ersten Phase den perioperativen Verlauf des Sauerstoffverbrauchs und -angebots bei Patienten mit normaler Transplantatfunktion und bei Patienten mit primärer Nichtfunktion während Lebertransplantation zu bestimmen. In der nächsten Phase sollte ein metabolischer Index aus Blutglucose und Sauerstoffverbrauch als klinischer Prediktor gewertet werden und in einer dritten Phase der Stellenwert des kontinuierlichen Monitorings von VO_2, Herzzeitvolumen und gemischtvenöser Sättigung beschrieben werden.

Unsere Untersuchung umfaßte in der ersten Phase 99 Patienten (9 mit primärer Nichtfunktion des Transplantates, i.e. nichtkorrigierbare Gerinnungsstörungen, nichtchirurgische Blutungen, stark erhöhte Leberenzyme, deutlich erhöhte Blutzuckerspiegel und deutliche hämodynamische Instabilität). Hämodynamische Messungen (Herzzeitvolumen, systemische und pulmonararterielle Drucke sowie abgeleitete Variablen) und metabolische Bestimmungen (VO_2, DO_2, SvO_2, pH, PCO_2) sowie Bluttemperatur wurden zu folgenden standardisierten Zeipunkten durchgeführt: A = nach Einleitung der Narkose, B = vor Klemmung der Lebergefäße, C = 10' nach Klemmung in der anhepatischen Phase, D= vor Öffnung der Anastomosen, E = 10' nach Öffnung der Anastomosen, F = während der Gallengangsrekonstruktion. Details der weiteren Methodik sind schon vorher beschrieben worden [9].

Die Ergebnisse der perioperativen Messungen sind wie folgt zu beschreiben: Das Herzzeitvolumen zeigte den typischen perioperativen Verlauf mit einer deutlichen Abnahme in der anhepatischen Phase von 47–53% zum Ausgangswert A, mit gleichsinnigen Verlauf des Sauerstoffangebotes, welches ebenfalls anhepatisch zwischen 42 und 47% abnahm. Der Sauerstoffverbrauch (Abb. 1) zeigte eine anhepatische

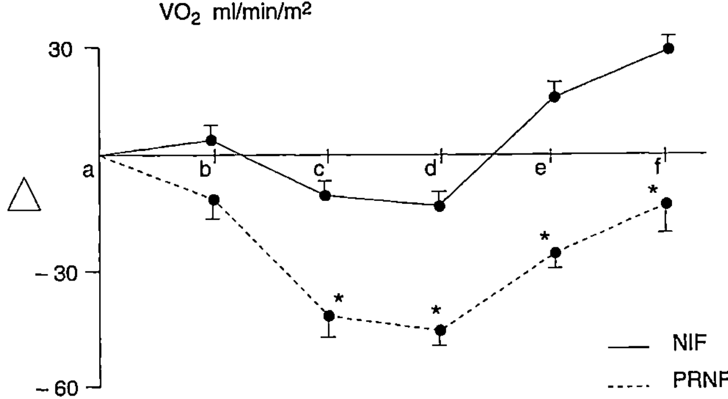

Abb. 1. Verlauf der Delta %-VO$_2$ Werte

Abnahme von 8–25% und einen neohepatischen Wiederanstieg von 13–24% über den Ausgangswert.

Im Gegensatz dazu zeigten Patienten mit postoperativer Nichtfunktion der Leber bereits anhepatisch eine deutlichere Abnahme des VO$_2$ bis zu 45% und keinen Wiederanstieg auf die präoperativen Werte [10]. Diese perioperativen Änderungen im Sauerstoffverbrauch bei Lebertransplantation wurden in der Folge auch von anderen Arbeitsgruppen bestätigt [11]. Nach diesen eher deutlichen Unterschieden im perioperativen Verlauf des VO2 untersuchten wir mittels Diskriminanzanalyse den prediktiven Charakter des neohepatischen Sauerstoffverbrauchs bezüglich der Transplantatfunktion und konnten 100% der PRNF-Patienten und 78% der guten Transpantatfunktionen richtig vorhersagen [12]. Als klinische Konsequenz dieser Untersuchungen führten die VO$_2$-Messungen zu einer direkten Intervention des Transplanteurs. Bei gleichzeitig optisch mangelhafter Reperfusion wurde der potente Vasodilatator Prostazyklin intrahepatische appliziert und so in 4 Fällen eine primäre Nichtfunktion behoben (Abb. 2).

In einer zweiten Phase klinischer Untersuchungen prüften wir bei 100 weiteren OLT-Patienten die Hypothese, daß der Quotient Blutzucker/Sauerstoffverbrauch (metabolischer Index) ein sensitiver Prediktor der guten Transplantation darstellt [13]. Die Bestimmung von beiden Variablen und Kalkulation des Index erfolgte ebenfalls zu den schon vorher beschriebenen Zeitpunkten (A–F). Der neohepatische Anstieg des VO$_2$ war in der Gruppe der funktionierenden Transplantate von 92 ± 7 ml/min/m^2 zu 125 ml/min/m^2, während in der PRNF-

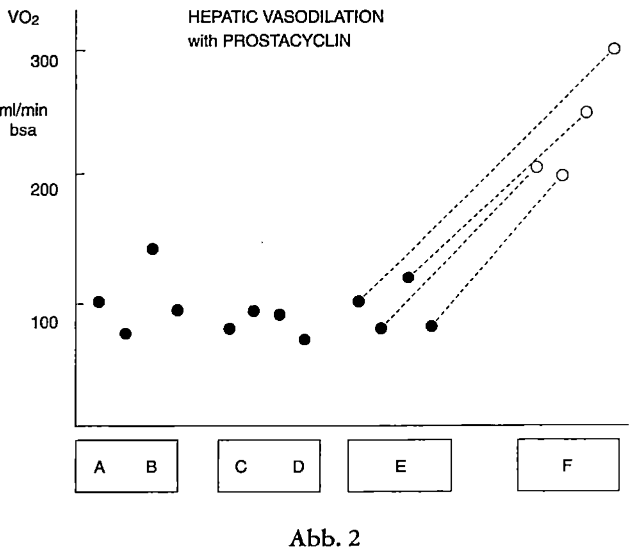

Abb. 2

Gruppe der VO_2 von 93 ± 8 ml/min/m² auf 83 ± 6 ml/min/m² abnahm. Unmittelbar nach Reperfusion der neuen Leber kam es zu einem Ansteigen der Blutzuckerwerte bei normaler Transplantatfunktion auf 287 ± 36 mg/dl (E) und bei PRNF-Patienten auf 352 ± 18 mg/dl (E) bzw. 333 ± 48 mg/dl (F). Als logische Konsequenz ergab sich ein signifikant höherer metabolischer Index bei PRNF ($4,02 \pm 0,93$ und $4,35 \pm 0,36$ in E und F) im Vergleich zu Patienten mit normaler Leberfunktion ($2,67 \pm 0,45$ bzw $2,59 \pm 0,51$).

Eine für die Ergebnisse in der Reperfusionsphase durchgeführte Diskriminanzanalyse ergab die richtige Klassifizierung von 92,4% der Patienten mit guter Leberfunktion mittels metabolischen Index, während mit dem Verlauf der Blutglukose alleine [3] nur 67% der Patienten richtig zugeordnet wurden.

Vor dem Hintergrund der perioperativen Bedeutung der Sauerstoffkinetik entwickelte sich das perioperative Monitoring von Patienten während OLT weiter zur kontinuierlichen Meßung von VO_2, gemischtvenöser Sättigung (SvO_2) und Herzzeitvolumen. Nur der mit einem Abfall der SVO_2 vergesellschaftete Anstieg des VO_2 und des Herzzeitvolumens unmittelbar nach Reperfusion der Leber (Abb. 3) sind als Voraussetzung für ein gut funktionierendes Transplantat zu werten. Das kontinuierliche metabolische Monitoring erlaubt es dem

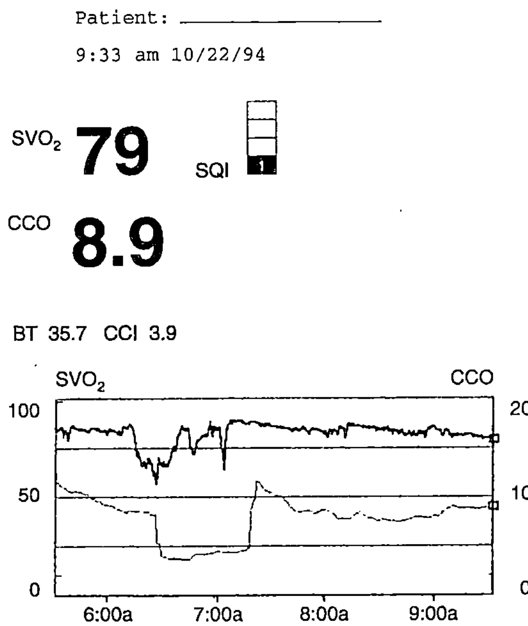

Abb. 3

Anaesthesisten jederzeit eine Optimierung der Reperfusion zu unterstützen (Steigerung des Herzzeitvolumens, Applikation von Prostazyklin) und sollte daher fixer Bestandteil der perioperativen Überwachung sein.

Literatur

1. Greig PD, Woolf GM, Sinclair SB, et al (1989) Treatment of primary liver graft nonfunction with prostagland in E1. Transplantation 48: 447–453
2. Vera SR, Williams JW, Peters TG, Britt LG (1989) Hemodynamic study following liver transplantation. Transpl Proc 21: 2302–2304
3. Mallet SV, Kang Y, Freeman J, et al (1989) Prognostic significance of reperfusion hyperglycemia during liver transplantation. Anesth Analg 68: 182–185
4. Jenkins RL, Clowes GH jr, Bosari S, et al (1986) Survival from hepatic transplantation: relationship of protein synthesis to histological abnormalities in patient selection and potoperative management. Ann Surg 204: 354–374
5. Nakaghori T, Asano T, Goto T, et al (1989) Use of hepatic protein synthesis rate in acute ischemic liver to assess degrees of ischemic injury. Transplant Proc 21: 2292–2293

6. Gubernatis G, Bornscheuer A, Taki J, et al (1989) Total oxygen consumption, ketone body ratio and a special score as early indicators of irreversible liver allograft dysfuction. Transplant Proc 21: 2279–2281
7. Fath JJ, Ascher NL, Konstantinides FL, et al (1984) Metabolism during hepatic transplantation: indicators of allograft function. Surgery 96: 664–673
8. Shoemaker WC, Appel PL, Kram HB, Waxmann K, Lee TS (1988) Prospective trial of supranormal values of survivors as therapeutic goals in high risk surgical patients. Chest 94: 1176–1186
9. Steltzer H, Hiesmayr M, Mauritz W, Zadrobilek E, Sporn P (1988) Total body oxygen consumption is an early predictor of hepatic function following orthotopic liver transplantation. Anesthesiology 69: A 174
10. Steltzer H, Hiesmayr M, Tüchy G, Zimpfer M (1993) Perioperative liver graft function: the role of oxygen transport and utilization. Anesth Analg 76: 574–579
11. Svensson KL, Persson H, Henriksson BA, et al (1989) Whole body gas exchange: amino acid and lactate clearance as indicators of initial and early allograft viability in liver transplantation. Surgery 105: 472–480
12. Steltzer H, Hiesmayr M, Tüchy G, Zimpfer M (1992) Anaesthesierelevante Änderung metabolischer Parameter bei unterschiedlicher Kreislauf- und Leberfunktion. Anaesthesist 41: 457–462
13. Steltzer H, Tüchy G, Hiesmayr M, Müller C, Germann P, Zimpfer M (1992) Perioperative liver graft function: monitoring using the relationship between blood glucose and oxygen consumption during anaesthesia. Anaesthesia 47: 955–958

Korrespondenz: Univ.-Doz. Dr. H. Steltzer, Universitätsklinik für Anaesthesie und Allgemeine Intensivmedizin, Währinger Gürtel 18–20, A-1090 Wien, Österreich

Nutritional state and abnormal metabolism of nutrients

A. J. McCullough

Department of Gastroenterology, Case Western Reserve University,
Metro Health Medical Center, Cleveland, Ohio, U.S.A.

I. Introduction

As a primarily metabolic organ, the liver orchestrates a mosaic of physiologic and biochemical processes, one of which is the regulation of protein-energy metabolism. Consequently, it is not surprising that abnormal protein calorie malnutrition (PCM) is a common complication of advanced liver disease. Furthermore, increasing information suggests that PCM may itself accelerate deteriorating liver function and adversely affect clinical outcome. Nutritional therapy has been proposed as a means to correct PCM and thereby improve clinical outcomes. The rationale for aggressive nutritional therapy in patients with advanced liver disease is based on promising but nascent clinical trials and the following nutritional axioms relevant to liver disease:

– Malnutrition is common but underdiagnosed.
– Alterations in energy metabolism and nutritional status are similar to those observed in starvation.
– Hepatic encephalopathy, sepsis, and muscle wasting occur pari passu with a negative nitrogen state.
– Correction of malnutrition may improve the clinical outcome of these patients.
– The occasional need for protein and sodium restriction in these patients conflicts directly with nutritional requirements.

A better understanding and definition of the pathophysiologic factors involved in the development of protein-calorie malnutrition is needed so that nutritional intervention can be optimized. Although this discussion will focus on abnormalities of protein and energy metabolism that result from irreversible structural liver di diease emphasizing those aspects that have implications for nutritional therapy [1, 2], the prevalence and prognostic aspects of malnutrition in liver disease wil be reviewed briefly to emphasize the importance of abnormal nutrient metabolism when considering nutritional therapy in these patients.

II. Prevalence

As shown in Tables 1 and 2, malnutrition is a common finding in patients with advanced liver disease of both alcoholic and non-alcoholic etiology [2]. In patients with alcoholic liver disease, weight loss, nausea and anorexia occur in 60, 55 and 87% of such patients respectively. The point prevalence of PCM in chronic alcoholic liver disease varies between 10–100% among different studies. In alcoholic hepatitis, it is almost a ubiquitous finding and correlates with severity of liver function and perhaps dietary intake [3, 4]. In hospitalized patients with less severe alcoholic liver disease, the prevalence of PCM ranged between 30–40% and alcoholics with liver disease have been found to have the worst nutritional status when compared to other hospitalized patients.

Although the information is more limited in non-alcoholic liver disease, emerging data indicated that PCM is also common in these patients. In non-alcoholic patients (primary biliary cirrhosis, sclerosing cholangitis, and chronic active hepatitis) with end stage liver

Table 1. Malnutrition in alcoholic liver disease

Study (year)	n	Precision of nutritional assessment	Prevalence of PCM
M. Y. Morgan (1981)	55	detailed	20–40%
V. Simko (1982)	63	moderate	"significant"
D. Bunout (1983)	48	moderate	"minimal"
P. R. Mills (1983)	79	detailed	10–42%
C. Medenhall (1984)	363	detailed	86–100%
S. Soberon (1987)	21	detailed	100%

Table 2. Malnutrition in non-alcoholic liver disease

Study (year)	n	Precision of nutritional assessment	Prevalence of PCM
A. G. Morgan (1976)	80	minimal	40–60%
S. J. O'Keefe (1980)	66	detailed	60–100%
M. Merli (1987)	"56"	detailed	"majority"
S. R. DiCecco (1989)	74	detailed	"100" (disease specific)

disease awaiting transplantation, PCM was found in all patients. However, each liver disease had characteristic abnormalities [5]. For example, patients with primary biliary cirrhosis had the best hepatic synthetic function despite extreme wasting of muscle and fat while chronic active hepatitis had modest decreases in all the nutritional assessment measurements. In patients with less severe non-alcoholic liver disease, significant weight loss occurs in 14%, mild to moderate steatorrhea in 50% and a deficiency in fat soluble vitamins occurred in 40%. When broken down according to specific diseases, 40% of patients with PBC and 12% with chronic active hepatitis were found to be malnourished.

Based on these studies, PCM must be considered a common finding in liver disease of all etiologies. Of interest is the fact that dietary intake was normal and unrelated to the degree of malnutrition in a number of studies. This suggests that factors other than diminished intake are involved in the malnutrition of these patients.

III. Nutritional assessment

All the above prevalence rates for PCM are dependent upon the accuracy of the methodologic techniques employed. Unfortunately nutritional assessment in patients with chronic liver disease is difficult [2, 6, 7]. Table 3 lists the commonly employed clinical methods for assessing nutritional status. As shown, alcohol and chronic liver disease may cause alterations in visceral protein synthesis, cellular immunity and total lymphocyte count independent from PCM; but still resembling the stress associated hypoalbuminemic form of PCM. In fact serum visceral proteins appear to correlate better with the degree of liver damage than with the degree of PCM. In contrast, markers of the marasmic form of PCM; lean body mass (CHI) and fat stores (anthropometric) are not affected by alcoholism. However, since creatine is hepatic in origin and fluid retention may influence anthropometry, there are at least theoretical reasons (albeit no direct evidence) to suggest structural liver disease may also alter the markers of lean body mass. Unfortunately, ideal body weight and the convenient commercially available bioelectrical impedance technique is not accurate in measuring extracellular water especially in the presence of ascites [8]. Consequently, the results of nutritional assessment have been interpreted cautiously and with a considerable degree of uncertainty.

Despite these limitations, recent more sophisticated measurements of body cell mass also provide evidence for PCM in chronic liver disease. The body cell mass comprises the central, energy expending mass of working tissue and is the most important metabolically active body compartment. It has been found to be decreased in alcoholic cirrhosis by two different measurements; total body potassium and intracellular water [8, 9]. Skeletal mass, which is the other major component of fat free body mass, has been reported in alcoholic cirrhotics to be decreased based on histomorphometrical analysis but normal based on total body calcium.

Table 3. Factors affecting nutritional assessment

	Protein calorie malnutrition		Alcohol	Liver
	HAF	MF	toxicity	disease
Visceral proteins	X	•••	X	X
Lymphoctye count	X	•••	X	X
Cellular immunity	X	•••	X	X
Ideal body weight	•••	X	•••	X
Bioelectrical impedance	•••	X	•••	X
Anthropometry	•••	X	•••	(?)
Creatinine weight index	•••	X	•••	(?)

X Indicates influence on method of assessment; ••• indicates no influence on method of assessment; (?) indicates potential but unproven influence on method of assessment; *HAF* hypoalbuminemic form (clinically associated with stress); *MF* marasmic form (associated with adaption to semi-starvation)

In summary, the available data indicates that the body cell mass as well as the more traditional methods of nutritional assessments such as fat stores, and muscle mass are decreased in cirrhosis. However, all the methods commonly used for nutritional assessments are influenced or potentially influenced by liver disease itself, independent from PCM. Although these limitations should be kept in mind, nutritional assessment appears to be useful especially when a composite score of such assessment is performed and combined with overall clinical judgment [3, 6, 7].

IV. Prognosis

As shown in Table 4, malnutrition has been demonstrated as an independent risk factor for predicting clinical outcome in patients with chronic liver disease. It has been difficult to demonstrate a clear causal relationship between malnutrition and survival in these patients, since there are usually multiple pathophysiologic processes occurring simultaneously. Nutritional status was first used as a prognostic factor in the Child-Turcotte classification for estimating mortality in patients undergoing portacaval shunt surgery. Despite the limitations of this

Table 4. Protein calorie malnutrition as a prognostic factor

Procedure or condition	Clinical outcome measured	Author (year)
1. Portacaval shunt surgery	survival	C. G. Child (1964)
2. Alcoholic hepatitis	survival biochemical dysfunction	C. L. Mendenhall (1984, 1986)
3. Liver transplantation	graft survival patient survival	B. W. Shaw (1985, 1986), M. J. Miller (1992)
4. Hospitalized patients with ascites or cirrhosis	survival	J. Llach (1988), S. J. O'Keefe (1980), L. M. Blendis (1986), D. Franco (1983)
5. Cirrhotics having abdominal surgery	survival impaired R. E. system	R. N. Garrison (1984), K. Ouchi (1988)

classification, many studies have now reported its value in predicting operative mortality in long-term survival in patients with chronic liver disease. Malnutrition also has prognostic value in patients undergoing liver transplantation or other abdominal operations. In patients with ascites, the disappearance of ascites following the placement of a peritoneal venous shunt improved nutrition and immunity. Malnutrition also predicted altered immunity and susceptibility to infection and mortality in patients hospitalized for cirrhosis and ascites. Furthermore, in the VA cooperative study on alcoholic hepatitis, malnutrition was associated with mortality, biochemical dysfunction in clinical severity. This study also showed that improved food intake and survival correlated with improved nutritional status. These collective data indicate that

Table 5. Nutritional benefit in liver disease patients

Studies	No.	Patient profile	Therapy	Benefit
Short-term				
Cabre et al. (1990)	35	severely mal- nourised cirrhotics	hospitalized enteral feeding (2115 Kcal)	child's score mortality (p = 0.065)
Reilly et al. (1990)	28	hypoalbuminemic after liver transplant	total parenteal nutrition (1.5 gm/kg amino acids and 35 Kcal/kg daily)	nitrogen balance length in ICU hospital cost (?)
Kearns et al. (1992)	31	decompensated ETOH cirrhosis	enteral feeding (1.5 g protein/kg)	encephalopathy bilirubin antipyrine clearance
Long-term				
Marchesini et al. (1990)	64	chronic encephalopathy	BCAA versus casein supplements (0.24 gm/kg)	encephalopathy nitrogen balance bilirubin
Yoshida et al. (1989)	40	BCAA/AAA < 1.0	BCAA supplements (16 gm)	delayed death (2 to 4 years)
Hirsch et al. (1993)	51	symptomatic ETOH cirrhosis	enteral supplement (1000 Kcal)	less frequent hospitalizations for infections

ICU Intensive care unit; *BCAA* branched-chain amino acid; *AAA* aromatic amino acid

the recognition in treatment of malnutrition are important considerations in the management of patients with chronic liver disease.

However, only recently has nutritional therapy been demonstrated to be of clinical value in terms of altering the morbidity and mortality of these patients. Table 5 displays a number of studies that suggest that nutritional intervention improves tangible clinical outcomes and laboratory markers of clinical severity.

In a short-term study, Cabre and coworkers employed 2100 calories of a modified, branched-chain amino acid (BCAA) enriched formulation for 3 to 4 weeks in hospitalized, severely malnourished cirrhotic patients. Compared with controls receiving a standard oral diet, enteral feeding improved Child's score and mortality at a p value of 0.065. In another short-term study, Reilly and coworkers have studied intravenous nutritional support following liver transplantation by comparing glucose alone, standard amino acids and BCAA therapy for 7 days post-transplant. Both forms of amino acid therapy were equally effective in statistically improving nitrogen balance and the number of intensive care unit (ICU) days as well as reducing the duration of intubation and hospital costs.

In long-term studies, Marchesini and coworkers compared equinitrogenous dietary BCAA versus casein supplements in 64 patients with chronic encephalopathy for 3 to 6 months in a crossover failure study design. BCAA significantly improved encephalopathy, nitrogen balance, and serum bilirubin compared with casein. In addition, Yoshida and coworkers prolonged life 2 to 4 years by supplying 16 gm of oral BCAA to cirrhotic patients who have a low BCAA to aromatic amino acid ratio (AAA).

These studies are of interest because they emphasize the concepts that patient selection and long-term therapy may be important factors for employing and demonstrating the benefits of nutritional therapy.

V. Pathogenesis of PCM

Table 6 lists the major potential causes of malnutrition in these patients. It is important to emphasize that the pathogenesis of malnutrition is almost certainly multifactorial and any number of the listed causes could be operative in an individual patient. In addition to the well described factors of maldigestion, malabsorption, and decreased hepatic storage, the importance of poor dietary intake cannot be overempha-

Table 6. Potential causes of malnutrition in liver disease[a]

1. Decreased quality and quantity of food
   - (i) Disease related   (a) Anorexia, nausea and vomiting
   - (ii) Iatrogenic   (a) Hospitalization related
     - (b) Unpalatable diets
     - (c) Purgation and neomycin enteropathy

2. Impaired nutrient digestion and absorption
   - (i) Pancreatic and bile salt deficiency
   - (ii) Enteopathy

3. Increased energy requirements
   - (i) Energy cost of alcohol metabolism
   - (ii) Stressful complications

4. Accelerated protein breakdown

5. Protein oxdation[b]

6. Inefficient protein synthesis

[a]Factors 1 through 2 can be altered currently by nutritional therapy. [b]Protein oxidation is a term used to describe irreversible amino-nitrogen loss occurring at the amino acid level but extrapolated to precursor tissue protein

sized. It has to be stressed that poor dietary intake is an extremely important factor in both hospitalized and ambulatory patients with liver disease. Furthermore it is now recognized that the liver may play an important role in controlling food intake. Factors 1 and 2 listed in Table 6 can at least potentially be treated by the astute clinician who institutes prompt aggressive nutritional therapy. This fact has recently been emphasized by Soberon and colleagues who demonstrated that anorectic patients (who spontaneously injected less than 75% of their dietary requirements) could improve their nutrient malabsorption and nitrogen balance when provided with an enteral elemental diet [4]. The therapeutic implications of this fact should be obvious and indicate that supplying needs to the hospitalized patient with liver disease should be a priority.

However, PCM may exist despite adequate intake and nutrient absorption and there is growing evidence that certain aspects of altered nutrient metabolism factors (3 through 6 in Table 6) are important in the etiology of the PCM so common in liver disease.

VI. Energy metabolism

(i) Energy expenditure

Quantitative disturbances in energy expenditure in cirrhosis are ill defined. As shown in Table 7, most studies using indirect calorimetry find no difference in absolute resting energy expenditure between cirrhotics and controls. The sole exception to this observation is one study which demonstrated an increased absolute energy expenditure in patients with primary biliary cirrhosis. However, four of the studies demonstrate an increased energy expenditure when caloric consumption is expressed per unit of lean body mass (estimated from urinary creatinine excretion). Furthermore, energy expenditure correlates directly with lean body mass in cirrhosis. However, patterns of energy expenditure may be dependent on the type of liver disease. In primary biliary cirrhosis (Green 1991) and alcoholic hepatitis (John 1989), energy expenditure increases with worsening liver function. In contrast, energy expenditure decreases with the worsening function in alcoholic and post hepatic cirrhosis (Schneeweiss 1990, Bosari 1984). Therefore if urinary creatinine excretion reflects total lean body mass [10], it appears that cirrhotics have increased resting energy expenditure, which correlates inconsistently with the severity of liver dysfunction and which is dependent on the type of liver disease. Furthermore, energy expenditure following glucose [11] or a test meal is increased, indicating that diet induced thermogenesis may be abnormally increased in cirrhosis.

However, it should be emphasized that there are inherent difficulties in, the measurement of both lean body mass and energy expenditure [10]. Furthermore, these difficulties are compounded by differences within patient populations, such as gender, genetics, type and stage of liver disease, and variability between individual organ and total body expenditures. These difficulties have also been emphasized recently by a study in 123 patients being evaluated for liver transplantation [12]. In this heterogeneous group of patients, a wide range of energy expenditure was found with 18% of patients being hypermetabolic, 51% normometabolic and 31% hypometabolic. Energy expenditure correlated with fat free body mass rather than the type, duration or severity of liver disease. This suggests that hypermetabolism (while present in a proportion of patients) is not a constant feature of cirrhosis and maybe influenced more by extra-hepatic than hepatic factors.

When increased energy expenditure is present in patients with liver disease, the causes remain unknown and proposals speculative. Ascites increases energy expenditure by 10% [13]. The stressful complications associated with a cytokine response, which often occur in advanced liver disease, may also increase energy expenditure on an intermittent or continuous basis. In addition, cirrhotics (perhaps due to insulin resistance) may not have the normal metabolic or hormonally adaptive decrease in energy expenditure, which occurs in response to insufficient nutrient intake.

Table 7. Resting energy expenditure in chronic liver disease based on indirect calorimetry

Study	Cirrhosis	Controls	Data expressed as
O. E. Owen (1983)	1.05 ± 0.17 (n = 8)	1.00 ± 0.16 (n = 10)	$Kcal/min/1.73/m^2$
S. S. Jhangiani[a] (1986)	1507.8 ± 255.2 (n = 8)	1470.3 ± 191.2 (n = 7)	$Kcal/day/m^2$
W. J. John (1989)[b] Moderate disease	1556 ± 306.7[c] (n = 10)	1923 ± 246 (n = 20)	Kcal/day
Severe disease	1878 ± 211.9		
R. L. K. Shanbhogue[b] (1987)	1730 ± 300 (n = 10)	1800 ± 330 (n =10)	Kcal/day
M. Merli et al. (1990)	21.9 ± 2.0 (n = 25)	21.4 + 1.0 (n = 10)	Kcal/kg/day
B. Schneeweiss et al.[b] (1990)	1.06 ± 0.14 (n =22)	0.98 ± 0.09 (n = 20)	$Kcal/min/1.73m^2$
J. H. Green (1991)	4.64 ± 0.81[c] (n = 7)	3.65 ± 0.23 (n = 7)	Kj/hr/kg
M. J. Müller[b] (1991)	27.1 ± 4.1 (n = 10)	25.6 ± 2.5 (n =10)	Kcal/kg/day

Results are expressed as mean ± SD.

[a] Measurements performed 2 hours postprandial. All other studies performed measurements after an overnight fast. [b] Cirrhotics had increased energy expenditure when expressed per gram of urinary creatinine excretion. [c] $p < 0.01$ vs severe disease and controls

Table 8. Respiratory quotients in cirrhosis[a]

Author (year)	Cirrhotics (n)	Controls (n)
O. E. Owen (1983)	0.74 ± 0.02 (9)[b]	0.85 ± 0.02 (10)
K. D. Mullen (1986)	0.75 ± 0.01 (6)[b]	0.84 ± 0.03 (6)
S. S. Jhangiani (1986)	0.84 ± 0.00 (8)	0.83 ± 0.04 (7)
M. Merli (1990)	0.78 ± 0.04 (25)[b]	0.87 ± 0.05 (10)
B. Schneeweiss (1990)	0.72 ± 0.01 (22)[b]	0.84 ± 0.01 (20)
A. S. Petrides (1991)	0.82 ± 0.5 (8)	0.84 ± 0.10 (12)
M. J. Müller (1992)[c]	0.73 ± 0.02 (123)[b]	0.83 ± 0.01 (30)

[a] All respiratory quotients are corrected for urinary nitrogen excretion except for the data of Jhangiani. [b] Significantly less than controls. [c] Results estimated from Fig. 2 in article. The numbers in parentheses indicate the number of patients studied

(ii) Fuel substrate

Regardless of the rate of energy expenditure, it is now clear that the preferred fuel substrate is altered in cirrhosis [1]. All but one of the available studies shown in Table 8 reported a decrease in the respiratory quotient after an overnight fast in cirrhotics. This indicates that cirrhotics obtain approximately 75% of their calories from fat after an overnight fast compared to 35% for controls who would take approximately 48–72 hours of starvation to obtain the low RQ levels obtained in cirrhotics after only 12–18 hours. Therefore, cirrhosis should be considered a disease of accelerated starvation with early recruitment of alternative fuels. Consequently, food should not be withheld from cirrhotic patients for any extended period of time but rather frequent interval feedings should be given. The potential clinical advantage of this approach has been confirmed by preliminary studies that evaluated nitrogen balance in a small group of cirrhotic patients who were fed the same amount of calories distributed over different time intervals [14]. Those patients, who received an evening snack to supply energy during the sleeping hours were able to maintain a greater positive nitrogen balance than those patients who were given less frequent interval feedings [14].

(iii) Carbohydrate metabolism

Most experts conclude that approximately 80% of patients with cirrhosis are glucose intolerant but only 10% will develop frank diabetes mellitus. It should be emphasized that, although there is a high prevalence of glucose intolerance, most cirrhotic patients have fasting plasma glucose concentrations < 140 mg/dl and the 2 hour plasma glucose value is < 200 mg/dl during a glucose tolerance test. Therefore there is little risk for the development of the microvascular complications of diabetes in most cirrhotic patients with glucose intolerance.

Consequently, the glucose intolerance and insulin resistance in cirrhosis have often been considered an experimental observation without significant clinical consequences. However, with the pathophysiology of carbohydrate intolerance being increasingly understood the role of altered glucose metabolism in determining substrate fuel metabolism and protein balance is assuming greater importance. The major abnor-

Table 9. Glucose metabolism in liver disease

Abnormality	Etiology of abnormality
1. Hyperinsulinemia	– decreased hepatic extraction – postosystemic shunting – increased insulin secretion (?)[a]
2. Insulin resistance	– decreased receptor binding (?) – post receptor defect – increased levels of insulin antagonists – hyperinsulinemia
3. Glucose intolerance	– decreased glucose uptake and glycogen formation in muscle – decreased hepatic glycogen formation (?)
4. Altered energy metabolism – state of accelerated starvation – increased use of fat as a fuel source	– decreased hepatic sensitivity to glucagon – increased metabolic rate (?) – decreased glycogen stores – increased lipolysis – hormonal and metabolic milieu favors early use of alternative fuel

[a] Indicates an etiology which has either not been investigated or for which conflicting data exist

malities of glucose metabolism in cirrhosis is provided in Table 9 along with their etiologies and has been extensively reviewed recently [15].

(iv) Altered glucose metabolism in cirrhosis

1. Insulin resistance

Resistance to the action of insulin in cirrhosis was first described in 1967 and termed hepatogeneous diabetes. Using classic definitions, it is universally present in these patients. Fasting serum insulin levels are significantly higher in cirrhotics than in healthy control subjects and hyperglycemia associated with hyperinsulinemia is also the rule following oral and intravenous clucose administration (Fig. 1).

More direct of insulin resistance in cirrhosis has been demonstrated from studies employing the euglycemic insulin clamp technique (Fig. 2). Using this technique the average affinity constant for insulin is three-fold higher in cirrhotics than controls. Furthermore, the insulin dose response curves in cirrhotics are shifted to the right, an abnormality which correlate with the increased insulin response to an oral glucose tolerance test and indicates an decreased insulin sensitivity.

Collectively, all the studies demonstrate that insulin's action upon glucose metabolism is decreased by 40–50%. This insulin resistance occurs even in the early stages of cirrhosis and with physiologic concentrations of insulin. Although the presence of insulin resistance in cirrhosis is generally accepted, it's etiology and the sequelae of this

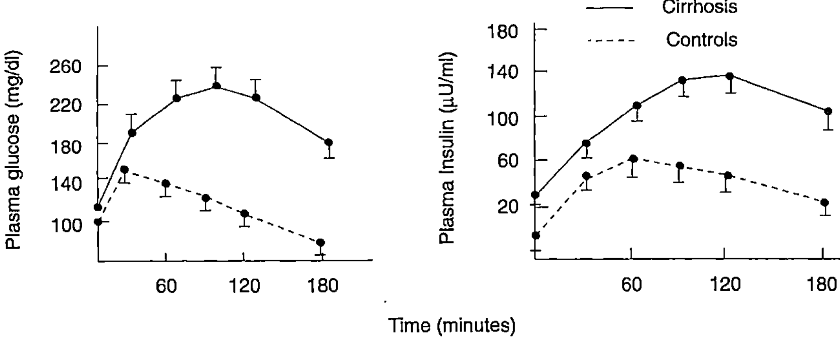

Fig. 1. Circulating plasma glucose and serum insulin levels following an oral glucose tolerance test in controls (- - -) and cirrhotics (——) (modified from Iwasaki Y, et al [1980] Gastroenterology 7: 677–683)

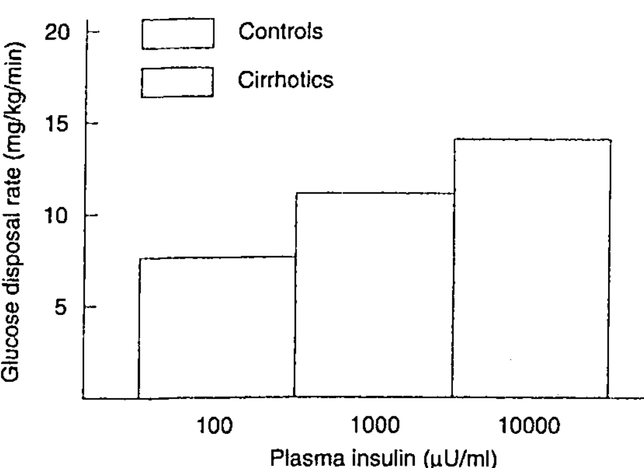

Fig. 2. Insulin resistance (measured as the glucose disposal rate) during a euglycemic insulin clamp is correlated to different doses of insulin. Control values are provided in the open areas of the bar graphs and cirrhotic values are provided in the shaded areas (modified from Cavallo Perin, et al [1985] J Clin Invest 75: 1659–1665)

insulin resistance is multifactorial and remains a much discussed but completely understood area of clinical investigation [15]. The etiology of hyperinsulinemia is also multifactorial including increased insulin secretion, diminished hepatic extraction and portal systemic shunting.

2. Carbohydrate intolerance

The major result of this insulin resistance is the failure of cirrhotics to be able to metabolize glucose normally. Although hepatic glucose production suppresses normally, glucose uptake and utilization are decreased [15].

This diminished glucose utilization may occur predominantly in the liver or muscle. Although glucose uptake by splanchnic tissue has not been investigated in cirrhotic patients, hepatic glucose uptake data are available in normal controls and diabetic patients. Normally, splanchnic glucose uptake is approximately 7% during intravenous glucose with hyperinsulinemia and 25% of total glucose disposal at baseline and following an oral glucose load. Based on these data it seems unlikely that reduced splanchic glucose removal could account for the severe impairment in insulin mediated glucose disposal observed in cirrhotics. Consequently it is believed that the major site for the glucose disposal in normal subjects is muscle, which has been proposed as the major site of insulin resistance in cirrhosis.

Using indirect calorimetry combined with a euglycemic insulin clamp, Petrides has determined that glucose oxidation is normal, but non-oxidative glucose disposal is reduced by 50% [16]. Since non-oxidative glucose disposal predonimantly represents glycogen formation, impaired glycogen synthesis is the primary defect responsible for peripheral insulin resistance. This was confirmed more directly by studies in human cirrhotics [17] and animal models [18] of liver disease and is consistent with other insulin resistance states that have diminished muscle glycogen synthesis.

3. Overview

The most likely sequence for the causes and consequences of insulin resistance in cirrhosis is as follows: Chronic hyperinsulinemia (predominantly due to decreased insulin degradation from hepatic dysfunction, increased secretion, and portal systemic shunting) leads to alteration in post-receptor insulin action in peripheral tissue. The intracellular abnormality remains currently unknown. Although the suppression of hepatic glucose production and glucose oxidation are normal in cirrhosis, glucose uptake and incorporation into muscle glycogen is significantly impaired.

As shown in Table 10, some but not all of the abnormalities in carbohydrate metabolism are shared with other insulin resistant diseases. Consequently it appears that cirrhosis has its own characteristic metabolic abnormalities. Furthermore, a heterogeneity in these abnormalities in carbohydrate metabolism and insulin resistance is likely to

Table 10. Abnormal glucose metabolism in different insulin resistant states

	Cirrhosis	Obesity	NIDDM
1. Total body glucose uptake	↓	↓	↓
2. Glucose exidation	NL	↓	↓
3. Non-oxidative glucose disposal	↓	↓	↓
4. Suppression of hepatic glucose production	NL	↓	↓

↓ Represents decreased activity; *NL* represents normal activity; *NIDDM* non-insulin dependent diabetes mellitus. Modified from Petrides [15]

Table 11. Abnormalities in fat metabolism

Abnormality	Clinical and biochemical consequences
1. Elevated serum free fatty acid and glycerol levels	— low respiratory quotient — high lipid turnover — increased fat oxidation — increased production of ketone bodies (?)
2. Deficiency of certain fatty acids (particularly arachidonic acid)	— abnormal protaglandin synthesis (cyclo-oxygenase) — abnormal leukotriene synthesis (lipo-oxygenase)
3. Increased cholesterol-phospholipid ratio	— decreased RBC life span (?) — abnormal platelets aggregation — abnormal phagocytosis of macrophages
4. Decreased membrane fluidity	— abnormal transport of ions and nutrients across membranes (?) — target cell formation — spur cell anemia

exist among cirrhotic patients and be influenced by a number of variables which include nutritional status, the type and severity of hepatic dysfunction, dietary intake and body composition.

(v) Fat metabolism

Consistent with this state of insulin resistance and accelerated starvation cirrhotics have a number of disturbances in fat metabolism (Table 11).

1. Fatty acid turnover

As shown in Table 12, all four studies which have investigated fatty acid turnover in cirrhosis demonstrated increased turnover (or appearance of fatty acid into serum). Furthermore, this increased fatty acid turnover is resistant to the usual suppressive effect of insulin particularly at low physiologic insulin [16, 19] levels and appears directly related to the concentration of free fatty acids in serum. However it is not known whether this increase in fatty acid turnover is due to,increased lipolysis or decreased re-esterification (Fig. 3).

Table 12. Fatty acid turnover and serum levels in cirrhosis

Study (year)	FFA levels		FFA turnover[a]	
	cirrhotics	controls	cirrhotics	controls
Owen (1983)	948 ± 192^{b}	578 ± 162	7.2 ± 1.7^{b}	4.7 ± 1.3
Merli (1986)	893 ± 95^{b}	340 ± 140	5.2 ± 0.4^{b}	1.8 ± 0.4
Petrides (1991)	933 ± 43^{b}	711 ± 44	9.1 ± 1.2^{b}	6.0 ± 0.5
Romijn (1991)	634 ± 90^{b}	400 ± 38	7.1 ± 1.2	4.5 ± 0.5^{c}
			11.2 ± 1.12^{b}	$6.8 \pm 0.6^{b,d}$

Results are expressed as mean $\pm$ SD. [a] All studies used $1\text{-}^{14}C$ palmitate except Merli et al who used $1\text{-}^{14}C$ oleate and are expressed as $\mu mol/kg$ body weight/min. except for Romijn and Owen who normalized data for lean body mass and 1.73 m^2, respectively. [b] Significantly different than controls; [c] study performed after a 16 hour fast; [d] study performed after a 22 hour fast

Fatty acid turnover (schematic)

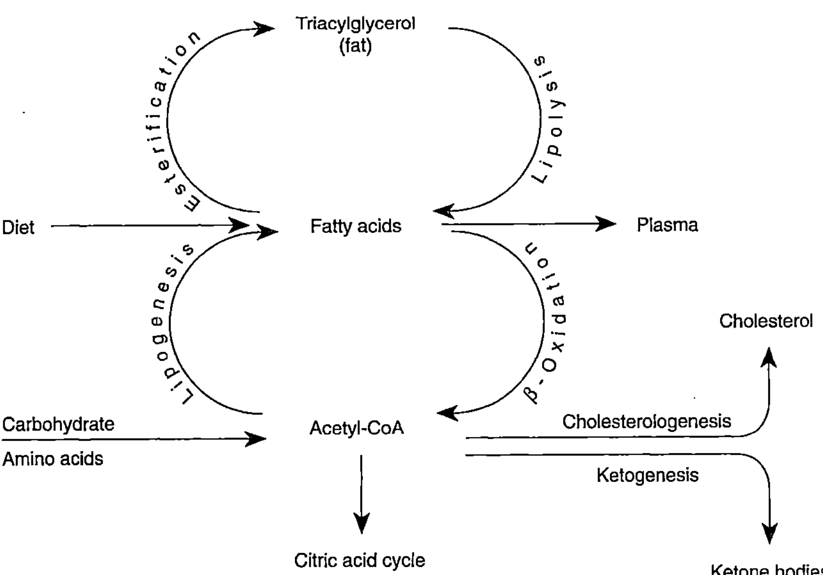

Fig. 3. Overview of lipid metabolism showing the major end products and potential causes of increased serum free fatty acids

Although total free fatty acids are increased in serum (Table 12), the abnormalities are not uniform across the range of individual free fatty acids. Mono-unsaturated free fatty acids (18:1 and 16:1) are profoundly elevated, while there is a reduction in saturated and poly-unsaturated fatty acids (PUFA). Perhaps most importantly arachidonic acid, (one of the PUFA) is decreased [20, 21]. This has potential importance because it is the major long chain PUFA in tissue and serum phospholipids and may adversely affect cell membrane function. In addition, arachidonic acid and the other 20 carbon PUFA are the precursors in the biosynthesis of prostaglandins and related eicosanoids which have important roles in regulating kidney function and the immune system. These observations have led some authors to suggest dietary supplements with PUFA in cirrhotics.

2. Lipid oxidation

As has been described earlier, the majority of studies using indirect calorimetry indicates that in the postabsorptive and short-term starvation state, fat constitutes a significantly larger proportion of total caloric expenditure than observed in normal controls. Consequently, it was not surprising when two different studies obtained results indicating that fatty acid oxidation was increased in cirrhosis [22, 23]. However, a recent study using indirect calorimetry was unable to confirm increased lipid oxidation in well nourished clinically stable cirrhotics [16]. This suggests that the degree of lipid and fatty acid oxidation in cirrhosis may be influenced by the nutritional status and degree of hepatic dysfunction in the individual patient. Furthermore this same study suggests that the rate of total lipid oxidation (measured by indirect calorimetry) exceeds by 40–50% the rate of plasma free fatty and oxidation rate (measured as the $^{14}CO_2$ in breath during ^{14}C labelled fatty acid infusion). Therefore, there may be a disassociation between the rate of free fatty acid turnover and fatty acid oxidation in cirrhosis.

3. Lipid synthesis

Lipid synthesis includes both re-esterification of fatty acids (derived from lipolysis) into fat and de novo lipogenesis. Re-esterification of fatty acids into fat has not yet been studied in cirrhosis. Although de novo lipogenesis is a small quantitative component in total lipid synthesis, de novo lipogenesis plays an essential role in producing vital compounds and the liver plays an important role in de novo lipogenesis from carbohydrates and protein. Recent information suggest that cirrhotics have an impaired response of triglyceride lipoproteins following both carbohydrates and fat feeding [24]. This may indicate a problem with storage of dietary energy, and may contribute to loss of adipose tissue. However, methodologic limitations in this work prevent a definite conclusion in this matter and further in vivo studies are indicated.

VII. Protein metabolism

Cirrhosis continues to be considered a catabolic disease associated with increased rates of protein breakdown and negative nitrogen balance. However, shown in Table 13, the available data are conflicting and indicate that protein degradation may not be uniformly increased in all patients with cirrhosis.

(i) Protein breakdown

1. Isotope tracer techniques

a. [U-^{14}C] Tyrosine. Early studies employing labeled U-C^{14} Tyrosine suggested that protein turnover is increased in cirrhosis. However in these studies, historical controls were used, degradation rates were not

Table 13. Measurement of protein breakdown in cirrhosis

Experimental technique		Protein degradation	
		increased	normal
1. Amino acid			
Tracer kinetics	^{14}C-tyrosine[a]	(X)	
	^{13}C-leucine		X
	^{13}C-Keto-isocaproic acid	X	X
	^{15}N-glycine	X	X
2. Nitrogen balance		X	X
3. 3-CH$_3$ Histidine		X	X

[a] In the ^{14}C-tyrosine study, historical controls were used without normalization for body weights

normalized for body weights, and tyrosine was used, which is regarded by many workers as an inappropriate tracer for use in patients with liver disease.

b. (1-^{13}C) leucine. As shown in Table 14, there have been 5 different studies in cirrhosis that have calculated protein baked on from the kinetics of stable isotopically labeled (1-^{13}C) or (1-^{14}C) leucine. There is no significant difference in protein degradation between cirrhotics and controls in any of these studies despite decreased plasma leucine

Table 14. Protein kinetics[a] in cirrhosis using [1-^{13}C] or [1-^{14}C] leucine

Study		Protein	
		degradation	oxidation
Millikan (1985)[b]	controls (n = 5)	3.57 ± 0.48	0.45 ± 0.05
	cirrhotics compensated (n = 4)	3.53 ± 1.0	0.49 ± 0.08
	decompensated (n = 4)	3.05 ± 0.25	0.32 ± 0.05
Mullen (1986)	controls (n = 6)	3.61 ± 0.7	0.53 ± 0.11
	cirrhotics (n = 6)	3.64 ± 0.8	0.33 ± 0.10[c]
Shanbhogue[d] (1987)	controls (n = 7)	5.86 ± 1.75	1.49 ± 1.18
	cirrhotics (n =20)	6.97 ± 2.16	1.36 ± 1.41
Morrison[e] (1990)	controls (n = 8)	5.53 (3.5–8.4)	1.55 (1.1–2.7)
	cirrhotics (n = 11)	5.69 (3.9–6.3)	1.87 (1.5–2.0)
Petrides[f] (1991)	controls (n = 9)	2.20 ± 0.20	0.33 ± 0.11
	cirrhosis (n = 8)	2.70 ± 0.20	0.37 ± 0.10

[a] All results are calculated in gm/dg/day and expressed as mean ± SD except for the study of Morrison et al. in which only median values with ranges are provid. [b] Values represent the mean values of the two postabsorptive studies. [c] $p < 0.05$ versus controls. [d] Values represent the absolute flux and oxidation rates as provided in the article divided by the mean weights of each group in order to standardize kinetic rates for body weight. Kinetics were determined during a 43.6% branched-chain amino acid solution at a rate of 14.7 gm/hr of amino acids. These patients had endstage liver disease and were awaiting hepatic transplantation. [e] These patients were severely wasted with decreased boyd weight, fat stores, and muscle mass. Kinetics were based on the plasma enrichment of leucine's ketoacida-ketoisocaproic acid, rather than leucine itself, and the results are expressed as medians with ranges. [f] Values represents means converted from data expressed per m^2 to per kg body weight from the mean weight and surface area values provided in the article

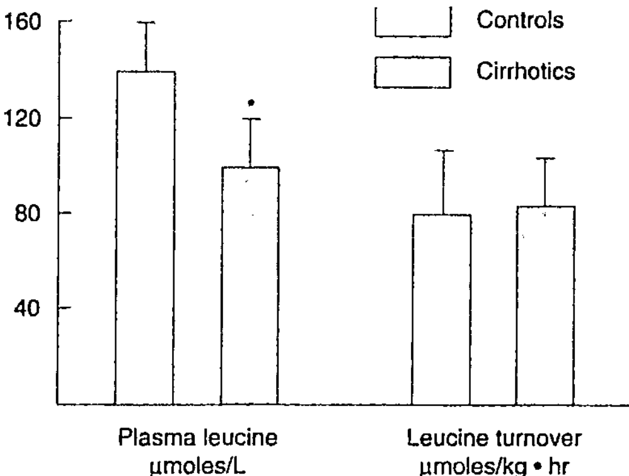

Fig. 4. Plasma leucine levels and leucine turnover in cirrhotic and control subjects. Plasma leucine levels were decreased in cirrhosis (p < .001) but the leucine (protein) turnover was similar in the two groups (modified from [25])

levels (Fig. 4). However, it is possible that patients with fulminant hepatic failure or decompensated cirrhosis may have increased protein breakdown. Furthermore, tracer methodology in these studies is based on a stochastic model which assumes that whole body amino acid metabolism occurs within a common metabolic pool that is accurately represented by the plasma amino acid compartment. Therefore, if the relationship between intracellular and extracellular amino acid pools is altered in cirrhosis, the use of this model may yield inaccurate estimates of protein breakdown in such patients. This is especially pertinent since a number of studies have shown normal intracellular leucine levels in the muscles of cirrhotic patients, despite the fact that a 30% decrease of circulating plasma leucine levels are uniformly found in these patients [25]. In addition, one of the studies [26] found decreased protein synthesis and increased irreversible nitrogen loss.

The scheme for leucine compartmentation in humans is shown in Fig. 5. As can be seen, the reversible transamination of leucine to its keto acid, alpha keto isocoproic acid (KIC) and subsequent irreversible decarboxylation of KIC occur exclusively intracellularly. Therefore, the plasma enrichment of KIC is considered to be a direct reflection of intracellular leucine enrichment and may be a more accurate measurement of intracellular protein metabolism than is plasma leucine enrichment. With respect to cirrhosis, three studies have analyzed both KIC and leucine enrichment in cirrhotics and have yielded different results.

Two studies found no difference in KIC enrichments in cirrhotics [26, 27] whereas the other showed a lower ratio of KIC to leucine enrichment [28]. This latter study would indicate that protein turnover is actually increased in cirrhosis. Furthermore, leucine turnover is increased in cirrhosis when based on body cell mass [29] as shown in Table 15.

c. *[15N] Glycine.* Table 16 shows protein kinetics calculated in two studies by [N^{15}] glycine methodology using the technique of urinary end product nitrogen excretion. No significant differences regarding total protein breakdown were noted in stable cirrhotics in the fasting state. However, in the other study. decompensated cirrhotics had an increased rate of protein breakdown.

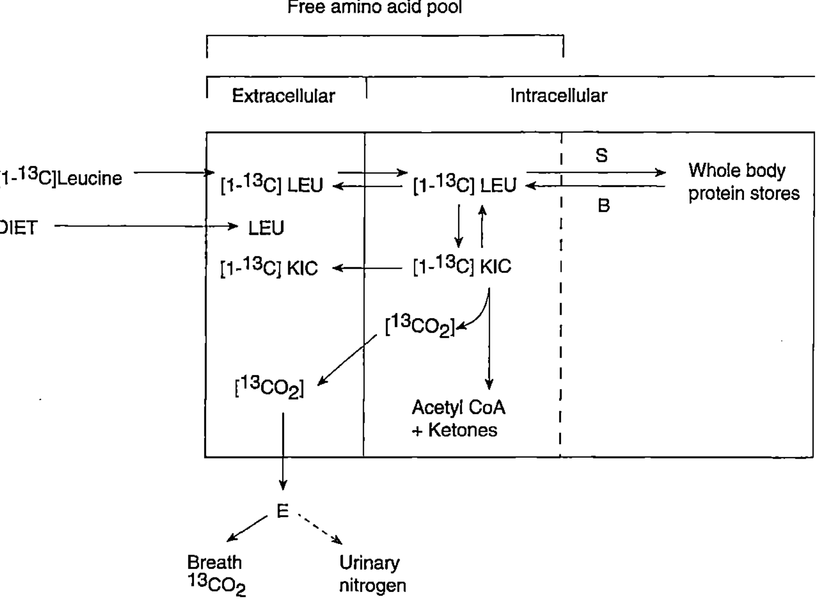

Fig. 5. Model of protein metabolism based on [1-^{13}C] leucine tracer methodology. Intracellular leucine (LEU) equilibrates and forms a common pool, with α-ketoiso-caproic acid (KIC). *I* dietary protein intake; *B* protein breakdown; *S* protein synthesis; *E* protein oxidation

Table 15. Leucine kinetics normalized for different body compartments

	Leucine turnover		Leucine oxidation	
	cirrhosis	controls	cirrhosis	controls
Body weight	89.9 ± 6.5	82.4 ± 3.1	12.9 ± 1.6	16.0 ± 0.7
Fat-free body mass	$99.1 + 7.5$	95.8 ± 5.1	14.1 ± 1.8	18.6 ± 1.1
Body cell mass	171.2 ± 8.2^a	143.1 ± 7.6	24.3 ± 2.2	27.7 ± 1.6

Note: All results are expressed as μmol $\cdot$ kg^{-1} $\cdot$ h^{-1}. [a] $p < 0.03$ vs. controls

Table 16. Protein kinetics of cirrhosis

Method of analysis ^{15}N-glycine		Protein	
		degradation	oxidation
Swart et al.[a] (1988)	controls (n = 12) cirrhotics (n = 16)	3.64 ± 0.29 4.37 ± 0.72	0.92 ± 0.07 0.52 ± 0.08
Kohno et al.[b] (1990)	controls (n = 6) cirrhotics	1.52 ± 0.29	0.81 ± 0.33
	without encephalopathy (n = 6)	1.31 ± 0.22	0.69 ± 0.13
	with encephalopathy (n = 6)	1.99 ± 0.39^c	0.77 ± 0.15

Results are calculated in gm/dg/day and expressed as mean $\pm$ SD. [a] These results represent only the fasting values. These patients had decompensated cirrhosis based on their requirements for lactulose and diuretics. [b] This study calculated kinetics over a 3-day period in which urine was collected following a single oral ^{15}N-glycine dose of 10 mg/kg. [c] p 0.05 versus controls

2. Nitrogen balance

In earlier studies which did not measure nitrogen excretion, nitrogen balance in stable cirrhotics was normal if an adequate amount of protein was provided. However in more recent studies which actually measured fecal nitrogen content, negative nitrogen balance is a common finding [4, 5].

3. 3 Methylhistidine

Increased protein degradation has also been suggested in cirrhotics based on another technique using urinary nitrogen end product excretion. Increased urinary excretion of 3 methylhistadine, an indicator of myofibrillar protein degradation, has also been reported to be increased in cirrhosis [1, 2]. However, the validity of 3 methylhistidine as a marker of protein breakdown has been questioned and 3 methylhistadine excretion may correlate better with a degree of portal hypertension rather than malnutrition.

4. Summary

Although a consensus opinion has not currently been reached, recent information indicates that protein breakdown is increased in cirrhosis. Furthermore, this may occur in association with decreased protein synthesis and incresed irreversible nitrogen loss.

Other factors also have substantial influence on protein metabolism in cirrhosis. In addition, it should be stressed that the majority of protein kinetic studies performed on cirrhotics have been performed during stable periods of patients' clinical course. Since patients with chronic disease may exhibit abnormalities in protein metabolism (particularly during periods of poor nutritional intake diminished daily activity, and intracurrent illness), acute episodes of tissue injury associated with monocyte derived cytokines, such as alcoholic hepatitis, may have profound effects on protein metabolism. Therefore, additional studies of these potential abnormalities in cirrhosis are important and the relatively restrictive conditions of studies that were performed previously need to be expanded.

VIII. Implications for nutritional therapy

(i) Nutritional requirements

1. Protein

Protein requirements on an absolute basis do not appear to be increased in stable cirrhotics and the dietary intakes of 0.8–1.1 g per kg per day can be expected to achieve a positive nitrogen balance in both compensated and complicated patients [1]. Even post-operatively, the daily protein requirements only range between 0.7 and 1.1 g per kg, a value not significantly different than normal post-operative patients. It is possible, however, that in a stress situation like alcoholic hepatitis or decompensated liver disease these requirements may be increased to 1.5–2.0 g per kg per day.

Two important factors pertinent to protein metabolism are germane to the treatment of these patients. First, it is now generally accepted that a low protein diet reduces renal plasma flow and the glomerular filtration (GFR) rate. A moderately high protein diet and intravenous amino acids increase renal plasma flow and GFR in cirrhosis while protein restriction may produce the converse effects [30]. Second, the therapeutic use of beta blockers for management of portal hypertension is gaining acceptance, and wider use of these agents in cirrhotic patients can be expected. However, it has recently been observed that beta adrenergic blockade accelerates protein oxidation (the irreversible loss of protein/nitrogen) possibly by the effect of decreased plasma calecholamines and increasing protein requirements.

2. Energy

As already discussed absolute resting energy requirements in stable cirrhosis, as well as in alcoholic hepatitis, are similar to control groups. However, energy expenditure appears to be increased per unit of lean

Table 17. Suggested prescription for nutrition of patients with liver disease (daily intakes)

---

1. Total energy = 1.2–1.3 × REE[a]
   · at least 30 kCal · kg^{-1} body weight

2. Protein = 1.0–1.5 g · kg^{-1}

3. 30% of total energy (calories) as fat
   — preferably high in unsaturated fat
   — should include adequate essential fatty acid

4. 50–55% of total energy (calories) as carbohydrates

5. Liberal multi-vitamins and minerals
   — restrict iron or copper if overload of either exists (e.g., hemochromatosis, Wilson's disease)

6. Adjust salt and water intakes in accordance with evalution of patient's volume and electrolyte status

7. Give nutrition enterally, by voluntary intake and/or by small-bore silastic feeding tube
   — PPN is second choice; TPN is last choice and least desirable

---

[a] REE is resting energy expenditure, either measured by indirect calorimetry or calculated from the Harris-Benedict equation

body mass in certain patients. Therefore, with the information currently available, it seems logical to base energy requirements (as with protein requirements) on urinary creatinine excretion or some other reliable marker of lean body mass. For the present, 30–35 kilograms per kilogram of body weight seems appropriate for the maintenance of most patients with stable cirrhosis, whereas malnourished patients may require as many as 55 Kcal to retain 1 g of protein [1, 2]. Furthermore, recent data suggests that energy expenditure in cirrhosis may be altered during exercise. Cirrhotics have decreased exercise tolerance associated with significant lower maximum oxygen consumption, increased hyperammonimia, and altered fuel substrate utilization. Recognition of these factors as well as possible increased protein breakdown during exercise should be considered when planning activity schedules for such patients.

a. Lipid. Since lipid emulsions depend very little on the liver for their metabolism, they are well tolerated in patients with cirrhosis. Furthermore, protein sparing effect of lipids has been suggested in cirrhosis and in an animal model of liver disease a mixed glucose-lipid system improved nitrogen balance when compared with glucose alone. A high lipid parenteral mixture has also been shown to improve hepatic encephalopathy, even though a recent meta-analysis suggests that a glucose only energy source is better for hepatic encephalopathy. Consequently, there appears to be no reason to routinely restrict lipid intake in these patients, especially since there may be fatty acid deficiencies, and lipid emulsion formulations have the advantage of low water and high caloric content in the parenteral form and palatability in the oral form [1, 2].

b. Carbohydrate. At the present time, carbohydrates should continue to constitute 50–60% of daily calorie intake. A recent study in postoperative cirrhotic patients investigating the use of fructose combined with glucose showed improved nitrogen balance as compared to glucose alone [31]. There are also additional data suggesting that altering the form and dosing schedule of nutrient infustions may be helpful in preventing protein breakdown. However, these data are preliminary and glucose should continue to be the current mainstay of calories in these patients.

(ii) Nutrient administration

Altered carbohydrate metabolism should be taken into account when considering how to supply this energy. Because of the altered carbohydrate metabolism which was discussed above, two different modifications for dietary regimens have been suggested.

1. Frequent feedings

Early work employing supplemental hourly glucose dose of 20 g decrease serum ammonia and improved protein tolerance with advanced cirrhosis. Such therapy was associated with an increase in both the mean serum insulin levels from 50–200 microunits per ml and the insulin glucagon ratio from 12 to 39 [32]. More recent work also shows benefits from increasing the frequency of feeding. Smaller meals given more frequently with an evening snack improved the nitrogen balance of cirrhotic patients [14]. This pattern of feeding would appear to circumvent the impairment of glycogen storage and might diminish the loss of fat stores and lean body mass which would otherwise have to be utilized for energy during the fasting periods between meals.

2. Alteration in dietary nutrients

The other dietary approach is to focus on manipulating factors which might have a positive impact on insulin resistance. Initial studies employing a low glycemic index diet in cirrhotics have demonstrated an improved glucose tolerance [33]. Various forms of fiber have been shown to alter the digestion rate of food and appeared valuable in the management of the insulin resistance of cirrhosis.

IX. Future directions

In the immediate future, consensus should be sought for defining reasonable goals and expectations for nutritional therapy. Related to this is the fact that patients should have neither routine prophylactic protein restriction nor aggressive nutritional supplements with specialized formulations. Because of clinical heterogeneity, patient selection will become very important. Work such as those studies in Table 5 which showed benefit in certain patient groups, is an initial step to optimize patient selection for monitoring nutritional status and individualizing therapy. Finally, the view that nutrient metabolism and nutritional therapy are isolated and distinct from other metabolic processes and therapeutic modalities must be changed.

In the long range, a greater understanding of the pathophysiology of abnormal nutrient metabolism involved in the development of malnutrition in chronic liver disease must be obtained on both a cellular and whole body level. Such information would allow therapies to be based on proven principles rather than observational clues. Areas which seem important would include energy/protein interaction (especially related to insulin resistance) as well as the interaction between nutrient metabolism and the acute phase response, hepatic regeneration [34] membrane function [35] and CNS control of appetite and intermediary metabolism. In addition, more emphasis must be placed on long term nutrient therapy which recent data suggest has a greater impact upon survival and quality of life in these patients than the short-term therapies studied thus far.

References

1. McCullough AJ, Tavill AS (1991) Disordered energy and protein metabolism in liver disease. Sem Liv Dis 11: 265–277
2. McCullough, AJ, Mullen KD, Smanik EJ, Tabbaa M, Szauter K (1989) Nutritional therapy in liver disease. Gastro Clin North Am 18: 619–643
   These reviews provide a comprehensive discussion of abnormal nutrient metabolism and nutritional therapy in liver disease. They also provide extensive lists of references in these areas.
3. Mendenhall CL, Anderson S, Weesner RE, Goldberg SJ, Crolic KA (1984) Protein-calorie malnutrition associated with alcoholic hepatitis. Am J Med 76: 211–222
   This prospective multi-center VA Hospital study documents the ubiquitous nature of protein calorie malnutrition in hospitalized patients with alcoholic hepatitis. It emphasizes the need to use a composite of different techniques for assessing the nutritional status, especially in the present of liver disease.
4. Soberon S, Pauley MP, Duplantier R, Fan A, Halsted CH (1987) Metabolic effects of enteral formula feeding in alcoholic hepatitis. Hepatology 7: 1204–1209
   In this well controlled study of 21 patients with alcoholic hepatitis, patients who spontaneously ingested less than 75% of the dietary needs, had improved nitrogen balance and intestinal function when supplemented with an enteral formula. There was also a 100% prevalence of malnutrition in these patients.
5. DiCecco SR, Wieners EJ, Wiesner RH, Southorn PA, Plevak DJ, Krom RAF (1989) Assessment of nutritional status of patients with end-stage liver disease undergoing liver transplantation. Mayo Clin Proc 64: 95–102

This study demonstrates the high prevalence of malnutrition in non-alcoholic liver disease patients awaiting hepatic transplantation. Nutritional assessment yielded different profiles, which varied according to the type of liver disease.

6. McMahon MM, Bistrian BR (1990) The physiology of nutritional assessment and therapy in protein-calorie malnutrition. Disease of the Month July: 375–417
7. Hill GL (1992) Body composition research: implications for the practice of clinical nutrition. JPEN 16: 197–218
These reviews provides in depth, well referenced discussions of the physiology and factors influencing nutritional assessment. They also discuss the clinical differences between the hypo-albuminemic and marasmic forms of protein calorie malnutrition.
8. McCullough AJ, Mullen KD, Kalhan SC (1991) Measurements of total body and extracellular water in cirrhotic patients with and without ascites. Hepatology 14: 1102–1111
9. Roginsky MS, Zanzi I, Cohn SH (1976) Skeletal and lean body mass in alcoholics with and without cirrhosis. Calcif Tiss Res 21 L [Suppl]: 386–391
These two studies using different methodologies (intracellular water and total body potassium) demonstrate that the body cell mass is decreased in cirrhosis, even without obvious clinical wasting.
10. Heysmfield SB, Waki M, Reinus J (1990) Are patients with chronic liver disease hypermetabolic? Hepatology 11: 502–505
This is an excellent editorial which reviews those factors that influence the measurement of energy expenditure in cirrhosis and suggests what type of studies need to be done in the future.
11. Müller MJ, Fenk A, Lautz HU, Selberty O, Canzler H, Balks HJ, Mühlen AVZ, Schmidt E, Schmidt FW (1991) Energy expenditure and substrate metabolism in ethanol-induced cirrhosis. Am J Physiol 260: E338–E344
12. Müller MJ, Lautz HU, Plogmann B, Burger M, Korber J, Schmidt FW (1992) Energy expenditure and substrate oxidation in patients with cirrhosis: the impact of cause, clinical staging and nutritional state. Hepatology 15: 782–794
These two articles represent continuous work from the same group of investigators which demonstrate increased postprandial and fasting energy expenditure in cirrhosis based on lean body mass. However, there is a heterogeneity in energy expenditure among different patients with liver disease.
13. Dolz C, Raurich JM, Ibane J, Obrador A, Marse P, Gaya J (1991) Ascites increases the resting energy expenditure in liver cirrhosis. Gastroenterology 100: 738–744
This study demonstrated in 10 patients with cirrhosis that energy expenditure (based on indirect calorimetry) decreased by 10% a short time after an average of 11 liters of ascitic fluid was removed.
14. Swart GR, Zillinkens MC, VanVuvre JK, van den Berg JW (1989) Effect of a late evening meal on nitrogen balance in patients with cirrhosis of the liver. Br Med J 299: 1202–1203
This study demonstrated that an evening meal improved nitrogen balance in cirrhosis as compared to the same amount of calories given without the evening meal.
15. Petrides AS, DeFronzo RA (1989) Glucose metabolism in cirrhosis: a review with some perspectives for the future. Diabetes Metabolism Rev 5: 691–709

This is an excellent review of the known and proposed mechanisms involved in the carbohydrate intolerance and insulin resistance associated with cirrhosis.

16. Petrides AS, Groop LC, Riely CA, DeFronzo RA (1991) Effect of physiologic hyperinsulinemia on glucose and lipid metabolism in cirrhosis. J Clin Invest 88: 561–570
    Using an insulin clamp at three different insulin levels, this study demonstrated decreased glucose utilization, which was due to a diminished non-oxidative glucose disposal (muscle glycogen synthesis) in cirrhotics. Glucose oxidation was increased.

17. Kruszynska Y, Williams N, Perry M, Home P (1988) The relationship between insulin sensitivity and skeletal muscle enzyme activities in hepatic cirrhosis. Hepatology 8: 1615–1619

18. Krakenbuhl S, Weber FL, Brass EP (1991) Decreased hepatic glycogen content and accelerated response to starvation in rats with carbon tetrachloride-induced cirrhosis. Hepatology 14: 1189–1195
    These two studies provide evidence that decreased glycogen synthesis in muscle may be the cause of glucose intolerance in cirrhosis.

19. Merli M, Leonetti F, Riggio O, Giaccari A, Romiti A, Sbraccia P, Tamburrano G (1990) Resistance to insulin suppression of plasma free fatty acids in liver cirrhosis. J Endocrinol Invest 13: 787–795
    Using a euglycemic insulin clamp, cirrhotics were shown to have diminished suppression of plasma levels of free fatty acids in response to insulin.

20. Johnson SB, Gordon E, McClain C, Low Graeme, Holman RT (1985) Abnormal polyunsaturated fatty acid patterns of serum lipids in alcoholism and cirrhosis: arachidonic acid deficiency in cirrhosis. Proc Natl Acad Sci USA 82: 1815–1818

21. Cabre E, Periago JL, Lacruz AA, Huix FG, Gonzalez J, Comas ME, Banares FF, Planas R, Gil A, Medina FS, Gassull MA. Plasma fatty acid profiles in advanced cirrhosis: unsaturation deficit of lipid fractions. These two studies characterize the abnormal fatty acid and lipid profiles in serum and emphasize the potential functional significance of polyunsaturated fatty acid deficiency.

22. Romijn JA, Endert E, Sauerwein HP (1991) Glucose and fat metabolism during short-term starvation in cirrhosis. Gastroenterology 100: 731–737

23. Owen OE, Trapp VE, Reichard GA, Mozzoli A, Moctezuma J, Paul P, Skutches CL, Boden G (1986) Nature and quantity of fuels consumed in patients with alcoholic cirrhosis
    These 2 studies investigated patterns of fuel consumption in cirrhosis and found increases in both fatty acid oxidation and turnover (using [1-^{14}C] palmitate).

24. Avgerinos A, Kourti A, Chu P, Harry DS, Raptis S, McIntyre N (1988) Plasma lipid and lipoprotein response to carbohydrate feeding in cirrhotic patients. J Hepatol 6: 315–324
    This study suggests that lipid synthesis may be decreased in cirrhosis and that this is another mechanism of insufficient storage of energy in cirrhosis.

25. Mullen KD, Denne SC, McCullough AJ, Bruno D, Tavill AS, Kalhan SC (1986) Leucine metabolism is stable cirrhosis. Hepatology 6: 622–630
    This study in stable cirrhotics was the first well-controlled work (using [1-^{13}C] leucine) to show that protein turnover was normal despite decreased plasma leucine levels.

26. Morrison WL, Bouchier IAD, Gibson JNA, Rennie MJ (1990) Skeletal muscle and whole body protein turnover in cirrhosis. Clin Sci 78: 613–619
This is the only in vivo study using [1-^{13}C] leucine to show decreased protein synthesis in cirrhosis.
27. Petrides AS, Luzi L, Reuben A, Riely C, Defronzo RA (1991) Effect of insulin and plasma amino acid concentration on leucine metabolism in cirrhosis. Hepatology 14: 432–441
28. McCullough AJ, Mullen KD, Tavill AS, Kalhan SC (1992) In vivo differences between the turnover rates of leucine and leucine's keto-acid in stable cirrhosis. Gastroenterology 103
These two studies analyzed KIC as well as leucine enrichment during [1-^{13}C] or [1-^{14}C] labelled leucine infusion in cirrhosis. One showed increased while the other showed a normal rate of protein breakdown.
29. McCullough AJ, Mullen KD, Kalhan SC (1992) Body cell mass and leucine metabolism in cirrhosis. Gastroenterology 102: 1325–133
This study demonstrates the importance of considering body composition in metabolic studies, since protein breakdown during a [1-^{14}C] leucine infusion was normal based on body weight and fat free body mass, but was increased based on body cell mass.
30. Badalamenti S, Gines P, Arroyo V, Llach J, Piera C, Rimola A, Jimenez W, Gaya J, Casamitjana R, Rivera F, Rodes J (1990) Effects of intravenous amino acid infusion and dietary proteins on kidney function in cirrhosis. Hepatology 11: 379–386
This study demonstrates that a moderately high protein diet or intravenous amino acid administration increases renal plasma flow and glomerular filtration rate in cirrhosis.
31. Okuno M, Nagayama M, Takai T, Rai A, Nakao S, Kamino K, Umeyama K (1985) Postoperative total parenteral nutrition in patients with liver disease. J Surg Res 39: 93–102
In this study of post-op cirrhotic patients, fructose (as an alternative fuel to glucose) plus glucose produced improved nitrogen balance as compared to glucose alone.
32. Walker C, Peterson W, Unger R (1974) Blood ammonia levels in advanced cirrhosis during therapeutic elevation of the Insulin: glucagon ratio. N Engl J Med 291: 168–171
This important and largely overlooked article demonstrates that hourly supplements of oral glucose improved both nitrogen and carbohydrate metabolism in cirrhosis.
33. Jenkins DJA, Thorne MJ, Taylor RH, Bloom SR, Sarson DL, Jenkins AL, Anderson GH, Blendis L (1987) Effect of modifying the rate of a food on the blood glucose, amino acid, and endocrine responses in patients with cirrhosis. Am J Gastroenterol 82: 223–230
By using food with a low glycemic index, cirrhotics had improved carbohydrate tolerance.
34. Diehl AM (1991) Nutrition, hormones, metabolism, and liver regeneration. Sem Liver Dis 11: 315–320
This is an excellent review of the current state of knowledge regarding the importance of nutrition hepatic regeneration.

35. Benga G, Hodarnau A, Tilinca R, Borza V, Ferdinand W (1991) Amino acid composition of human liver mitochondrial membranes in normal and pathological conditions. Biosci Rep 11: 95–100
This study found the amino acid composition to be markedly abnormal in the mitochondrial membranes of cirrhotic patients. The potential clinical and functional consequences of these abnormalities are discussed.

Correspondence: A. J. McCullough, M.D., Associate Professor of Medicine, Case Western Reserve University, Director of Gastroenterology, Metro Health Medical Center, Cleveland, Ohio, U.S.A.

Störungen des Kalziumstoffwechsels nach Massivtransfusion bei Patienten mit Leberversagen

R. Apsner[1], Ch. Zauner[2], A. Kranz[2], F. Pfeffel[2], W. Druml[1]
und K. Lenz[2]

[1] Klinik für Innere Medizin III, Station 13 I3, und
[2] Klinik für Innere Medizin IV, Station 13 H1, Universität Wien, Österreich

Die Zufuhr von Blut- und Plasmaprodukten, insbesondere im Rahmen der Intensiv- und Transplantationsmedizin, ist ein integraler Bestandteil der optimalen Patientenbetreuung. Allerdings kann diese Form der Therapie mit Komplikationen verbunden sein, wobei ein Anstieg der Komplikationsrate mit der Menge an transfundierten Plasmaprodukten zu erwarten ist [1–5].

Die am häufigsten verwendeten Produkte sind Humanalbumin (wird hier nicht besprochen) sowie Erythrozytenkonzentrate und Fresh Frozen Plasma (FFP).

Auch wenn die verwendeten Produkte seit kurzem de jure als Arzneimittel zu betrachten sind, unterscheiden sie sich in wesentlichen Punkten von konventionellen Medikamenten:

- alle Plasmaprodukte bestehen aus einem Gemisch von unzähligen Substanzen (Zellen, Proteine, Fette, Hormone, Konservierungsmittel etc.);
- die Zusammensetzung ist sehr variabel und nur bedingt bekannt;
- die Wirkungen und Nebenwirkungen der verabreichten Präparate sind nicht sicher vorhersehbar und verändern sich mit der Lagerungszeit.

Bestandteile von Erykonzentraten/FFP und die daraus entstehenden potentiellen Nebenwirkungen:

– Erythrozyten	ABO-Inkompatibilität/Sensibilisierung
	Hämolyse/Hyperbilirubinämie
	Hyperkaliämie
– Leukozyten	Sensibilisierung
	Zytokinaktivierung
	Immunsuppression
	Proteasen/Katabolie/Gerinnungsaktivierung
– Thrombozyten	Gerinnungsaktivierung/DIC/ARDS
– Plasma	aktivierte Gerinnungsfaktoren/ARDS
	Zytokine
	Immunglobuline
	Immunsuppression
	Lipide (TG, Chol)
	Glucose
	Elektrolyte (OSMO)
– Zitrat	Hypokalzämie
	metabolische Alkalose
	respiratorische Azidose
	Knochenstoffwechsel?

Alle Blutprodukte, in denen Gerinnungsfaktoren enthalten sind, werden mittels zitrathältiger Lösungen antikoaguliert. Zitrat fungiert als Kalziumfänger, entkalzifiziertes Plasma ist ungerinnbar. Mit jeder Transfusion wird Zitrat zugeführt, wobei oft beträchtliche Mengen erreicht werden können. In einem Erythrozytenkonzentrat sind ca. 0,8 g Zitronensäure enthalten, deutlich weniger als noch vor einigen Jahren. Der Zitratgehalt von FFP ist nicht konstant, dürfte jedoch um ein Vielfaches höher sein.

Zitratmetabolismus

Zitrat kann prinzipiell in allen Geweben metabolisiert werden. Hauptabbauorte sind jedoch Leber, Nierenrinde und Skelettmuskel. Zitrat wird in den Zitronensäurezyklus (Krebszyklus) eingeschleust und zu CO_2 und Bicarbonat metabolisiert [5]. Zitrat kann zu einer metabolischen Alkalose und bei ungenügender Ventilation zu einer respiratorischen Azidose führen [6–8]. Störungen des Zitratmetabolismus sind bei stark eingeschränkter Leberfunktion [5], im schweren Schock [5] und bei Hypothermie [9, 10] beschrieben worden. Ein geringer Teil wird renal ausgeschieden, wobei die renale Ausscheidung pH-abhängig ist. Eine Alkalose begünstigt die renale Ausscheidung, wogegen eine Azidose die renale Ausscheidung hemmt [11].

Beim Gesunden folgt die Zitratelimination einer zweiphasigen Kinetik. Nach einer schnellen Phase mit einer Halbwertszeit von 10 Minuten folgt eine langsame Eliminationsphase mit einer HWZ von ca. 25 Minuten [5].

Während kontinuierlicher Zitratinfusionen kommt es zu einem raschen Anstieg des Plasmazitratspiegels, nach ca. vier Halbwertszeiten wird der Spitzenspiegel erreicht. Die Höhe des Spitzenspiegels ist in erster Linie abhängig von der Infusionsgeschwindigkeit [2, 3, 5].

Zitrat und Kalzium

Bei einer Transfusion kommt es zu keiner systemischen Antikoagulation des Empfängers, da im Patienten freies Kalzium im Überschuß vorhanden ist und zumindest bei kleinen Transfusionsmengen (≤ 2 FFP) das Zitrat sofort neutralisiert wird. Das verbrauchte Kalzium wird aus dem eiweißgebundenen Pool regeneriert, sodaß es bei geringen Transfusionsmengen zu keinem nennenswerten Abfall des ionisierten Kalziums kommt. Außerdem wird das zugeführte Zitrat sehr rasch metabolisiert.

Bei Massivtransfusionen (> 8 FFP) kann es zu einem raschen Abfall des ionisierten Kalziums kommen. Besonders im Rahmen von Erkrankungen, die mit niedrigen Albuminspiegeln und somit meist mit niedrigem Gesamtkalzium einhergehen, können die plasmatischen Kalziumreserven rasch erschöpft sein. Hinzu kommt, daß die transfusionsinduzierte metabolische Alkalose den Shift aus der Eiweißbindung erschweren kann.

Dem Organismus steht jedoch noch eine zweite Kalziumquelle zur Verfügung: der Knochen. Neben den mehr oder weniger fix gebundenen Kalziumreserven im Knochen gibt es einen Pool von schnell mobilisierbarem Kalzium [12], welcher für die physiologische Kalziumhomöostase unabdingbar ist. Die Mobilisierung von Kalzium aus diesem Pool wird von Parathormon (PTH) gesteuert. Der zitratinduzierte Abfall des ionisierten Kalziums ist ein starker Reiz für die PTH-Ausschüttung. Unmittelbar nach Beginn einer Zitratinfusion kommt es zu einem raschen Anstieg des Serum-PTH-Spiegels, wobei die Ansprechzeit dieses Mechanismus erstaunlich kurz ist. In der Literatur werden PTH-Anstiege bereits fünf Minuten nach Beginn einer hochdosierten Zitratinfusion beschrieben. Der PTH-Anstieg korreliert mit dem Abfall des ionisierten Kalziums [12, 13]. Gleichzeitig fällt der Kalzitoninspiegel signifikant ab (Abb. 1). Dieses Hormonprofil geht einher mit einer Mobilisierung der ossären Kalziumreserven. Ein gleichzeitiger Anstieg von Vitamin D3 ist ein Stimulus für eine

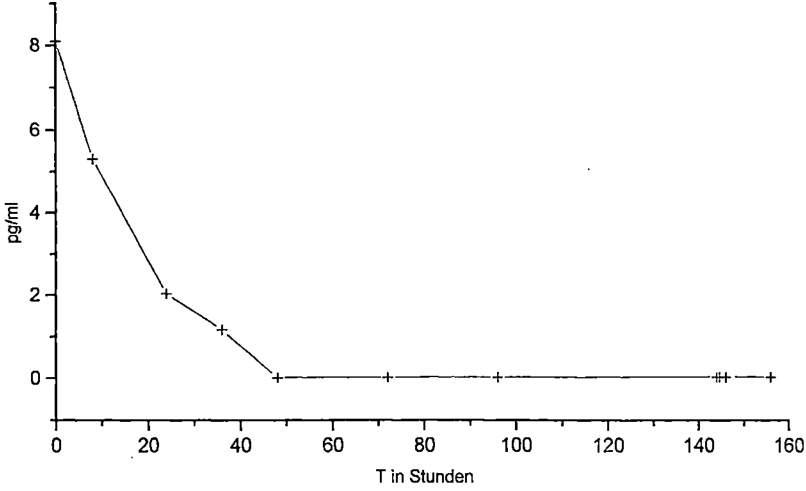

Abb. 1. Calcitoninverlauf nach Zitratbelastung bei akutem Leberversagen

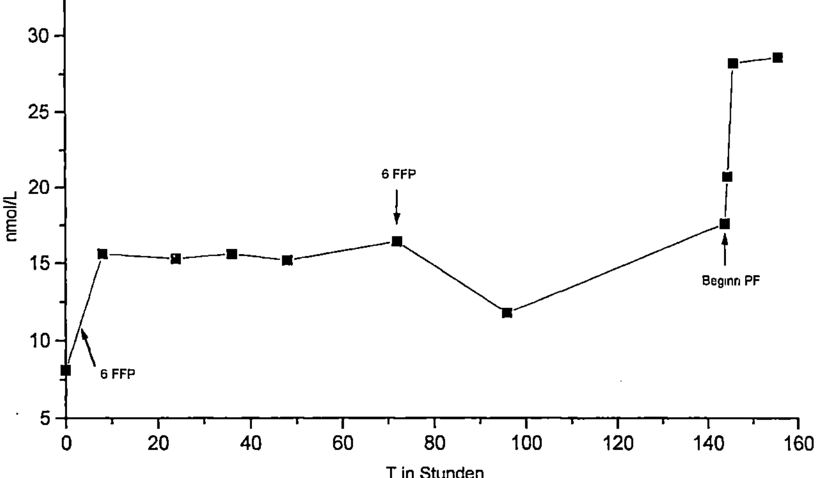

Abb. 2. 25 OH VitD3 nach Zitratbelastung bei akutem Leberversagen

gesteigerte Kalziumresorption im Darm (Abb. 2). Dieser Mechanismus steuert einem exzessiven Abfall des ionisierten Kalziums entgegen.

Der Parathormonspiegel steigt beim Gesunden sehr rasch an und normalisiert sich bereits 30 Minuten nach Beendigung der Zitratinfusion [12, 13].

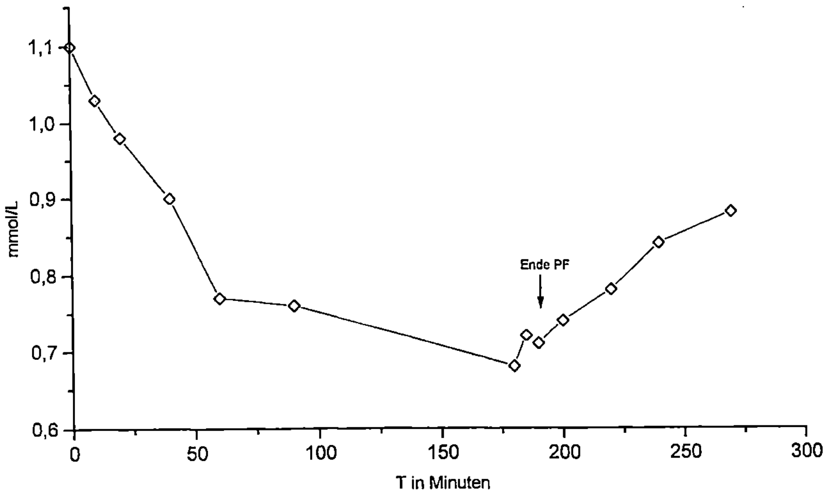

Abb. 3. Ionisiertes Kalzium während Plasmapherese

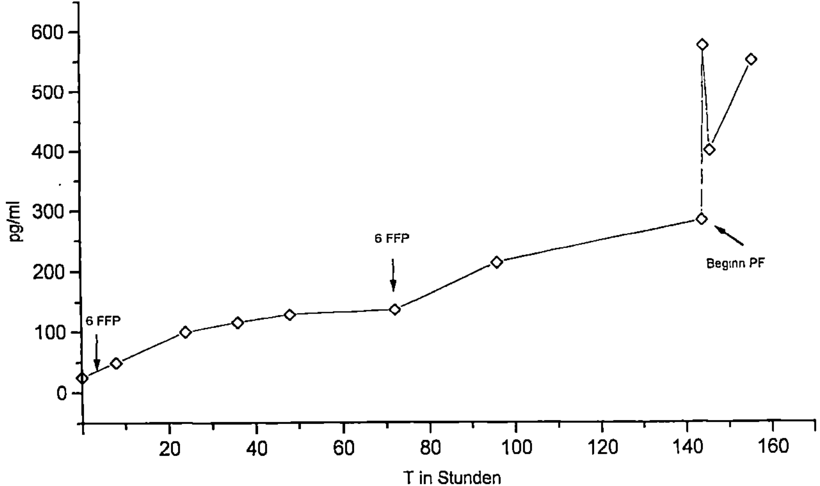

Abb. 4. Parathormonverlauf nach Zitratbelastung bei akutem Leberversagen

Trotzdem kann es zu symptomatischen Hypokalzämien im Rahmen von Massivtransfusionen kommen. Diese Hypokalzämien werden auch häufig bei Plasmapheresen gegen FFP (Abb. 3), vor allem bei zusätzlicher Zitratbelastung durch ACD-Antikoagulation beobachtet. Auch bei Thrombozytenspenden (im Rahmen der Spende werden dem Spender große Mengen Zitrat zugeführt) werden Symptome der Hypokalzämie beobachtet, die sich allerdings meist auf klinisch nicht relevante Parästhesien beschränken [14]. Ob sich diese bei gesunden Spendern gemachten Beobachtungen auf Schwerstkranke übertragen lassen, sei dahingestellt.

Bei Patienten im akuten Leberversagen wurden erhöhte PTH-Werte noch Tage nach der Zitratbelastung gemessen (Abb. 4). In Einzelfällen war das Serum-PTH auf das Zehnfache des Normalwerts erhöht. Inwieweit dies von klinischer Relevanz sein könnte, ist bisher ungeklärt.

Klinische Relevanz

Der relativ geringe Zitratgehalt in den modernen Erythrozytenkonzentraten macht das Auftreten einer symptomatischen Hypokalzämie durch Erytransfusionen alleine relativ selten. Bei der häufig geübten Praxis mit den Erykonzentraten gleichzeitig FFP zu verabreichen können jedoch beträchtliche Zitratmengen infundiert werden. Eine weitere Quelle exzessiver Zitratzufuhr sind Plasmapheresen gegen FFP, vor allem, wenn zusätzlich mit zitrathältigen Lösungen antikoaguliert wird. Dies ist besonders bei den vor Lebertransplantationen üblichen Plasmapheresen zu bedenken.

In der Transfusionspraxis gibt es klinische Situationen, die mit einem gestörten Zitratmetabolismus und gleichzeitig mit einer erhöhten Empfindlichkeit gegenüber Elektrolytverschiebungen einhergehen:

— Protrahierter Schock
— Hypothermie
— Leberversagen
— Herzkreislaufversagen

Hämodynamische Instabilität und Rhythmusstörungen werden zu Recht auf die meist schlechte Allgemeinsituation dieser Patienten zurückgeführt. Hierbei wird jedoch häufig übersehen, daß diese Symptome zumindest teilweise durch eine transfusionsbedingte Hypokalzämie bedingt sein können und mit einer Kalziuminfusion behebbar sind. Aus unserer klinischen Erfahrung zeigt sich, daß bei Kreislaufproblemen während Massivtransfusionen der Versuch einer iv. Kalziumgabe durchaus gerechtfertigt ist. Es ist allerdings fraglich und in der Literatur umstritten, ob eine routinemäßige Kalziumsubstitution indiziert ist.

Gerade bei Patienten mit Leberversagen kommt es oft zu einer Kumulation von Risikofaktoren:

— Massivtransfusion bei protrahiertem Blutungsschock
— Geringe plasmatische Kalziumreserven (Hypoalbuminämie)
— Gestörter Metabolismus
— Elektrolytentgleisungen
— Möglicherweise gestörte Kalziummobilisierung aus dem Knochen

Bei plötzlich auftretenden Kreislaufproblemen während der Verarbreichung von FFP und Erythrozyten oder im Rahmen von Plasmapheresen, sollte bei diesen Patienten die Möglichkeit einer Zitratintoxikation in Betracht gezogen werden und Kalzium substituiert werden.

Literatur

1. Miller RD (1973) Complications of massive blood transfusions. Anesthesiology 39: 1
2. Argent DE, (1957) Citrate intoxication following a rapid massive blood transfusion. Br J Anaesth 29: 136
3. Lundbrook J, et al (1958) Citrate intoxication. BMJ (August): 5095
4. Bunker JP (1966) Metabolic effects of blood transfusion. Anesthesiology 27: 4
5. Howland WS, et al (1957) Massive blood replacement. Surg Gynecol Obst 105: 5
6. Schweizer O, et al (1962) The effect of citrated bank blood on acid-base balance. Surg Gynecol Obst (Jan)
7. Miller RD, et al (1971) Effects of massive transfusion of blood on acid-base balance. JAMA 216: 11
8. Litwin M, et al (1959) Metabolic alcalosis following massive transfusion. Surgery (May)
9. Boyan C (1961) Blood temperature: a critical factor in massive transfusion. Anesthesiology 22: 4
10. Hara M (1961) Citric acid metabolism in the hypothermic dog. Surgery 49: 6
11. Grollman A (1960) Renal excretion of citrate.
12. Schwarz P (1993) Dose response dependency in regulation of acute PTH release and suppression in normal humans: a citrate and calcium infusion study. Scand J Clin Lab Invest 53: 6

13. Schwarz P, et al (1992) Normal pattern of parathyroid response to blood calcium lowering in primary hyperparathyroidism. Clin Endocrinol 37: 4
14. Olson P (1977) Laboratory and clinical effects of the infusion of ACD solution during plateletpheresis. Vox Sang 33

Korrespondenz: Dr. R. Apsner, Klinik für Innere Medizin III, Universität Wien, Währinger Gürtel 18–20, A-1090 Wien, Österreich

Akutes Leberversagen:
Intensivmedizinische Betreuung und Indikation
zur Lebertransplantation

C. Madl

Intensivstation, Klinik für Innere Medizin IV, Universität Wien,
Österreich

Einleitung

Die Mortalität des akuten Leberversagens liegt abhängig von der
Ätiologie zwischen 50% und 90% [5]. Diese hohe Mortalität recht-
fertigt eine frühe intensivmedizinische Überwachung und die Aus-
schöpfung der gesamten intensivmedizinischen Therapiemöglichkeiten. Patienten mit akutem Leberversagen sollten daher bereits bei
ersten klinischen Anzeichen der hepatischen Enzephalopathie auf eine
in der Therapie des Leberversagens spezialisierte Intensivstation trans-
feriert werden. Als primäres Ziel der Intensivtherapie gilt die konser-
vative Reversibilität des Leberversagens und seiner Komplikationen
und damit die Vermeidung der orthotopen Lebertransplantation [8].
Eine adäquate supportive Therapie ermöglicht bei 7% bis 44% der
Patienten mit akutem Leberversagen einen spontane Regeneration der
Leberfunktion mit konsekutiver vollständiger Genesung [4, 24, 33,
34]. Bei Versagen der konservativen Therapiemöglichkeiten gilt es
jedoch den richtigen Zeitpunkt für eine orthotope Lebertransplantation zu bestimmen. Dabei gilt das Prinzip „so spät wie möglich, aber
so früh wie notwendig", wobei die Zeit bis zur Verfügbarkeit eines
Spenderorgans zu berücksichtigen ist. An unserer Abteilung konnte
seit Einführung der Lebertransplantation die Mortalität des akuten
Leberversagens von 56% auf 28% gesenkt werden [34].

Komplikationen des akuten Leberversagens

Infektionen

Infektionen stellen bei Patienten mit akutem Leberversagen die zweit häufigste Todesursache dar. In einer prospektiven Studie von Rolando et al. konnten bei 83% der Patienten bakterielle Infektionen nachgewiesen werden [27]. 37% dieser Patienten wiesen eine positive Blutkultur auf, in 37% konnten Bakterien im Urikult kultiviert werden und bei 46% der Patienten bestand ein bakterielles Wachstum im Bronchialsekret. Die kultivierten Keime waren vorwiegend gram positive Kokken (Staphylokokkus aureus und Streptokokken). Zusätzlich bestanden bei 32% der Patienten eine Pilz-Infektion, wobei 43% dieser Patienten im Rahmen einer Candida-Sepsis verstarben. Die Ursache für diese hohe Inzidenz von Infektionen dürfte in einer Beeinträchtigung des retikuloendothelialen Systems mit gestörter Funktion der Kupfer'schen Sternzellen, erniedrigtem Fibronektin sowie Beeinträchtigung der Opsonisationsaktivität und des Komplementsystems liegen [13, 15]. Da bei 30% der Patienten mit akutem Leberversagen Infektionszeichen wie zum Beispiel Fieber und Leukozytose fehlen, sind regelmäßige Abnahmen von Blut-, Harn- und Bronchialsekret-Kulturen sowie Wundabstriche unbedingt erforderlich. Obwohl in einer prospektiven Studie eine breite prophylaktische Antibiotika-Therapie nur einen geringen Benefit aufwies [26], scheint sie, aufgrund der hohen Inzidenz von Infektionen und der dadurch möglicherweise bestehenden Kontraindikation für eine Lebertransplantation, gerechtfertigt.

Nierenversagen

Zirka 30% der Patienten mit akutem Leberversagen entwickeln ein akutes Nierenversagen [22]. Dieses Nierenversagen wird bei Intoxikationen durch hepatotoxische Substanzen (z.B. Paracetamol) durch einen direkten Tubulusschaden hervorgerufen, ist jedoch bei anderer Ätiologie des Leberversagens als überwiegend prärenales Nierenversagen anzusehen. Aus diesem Grund sollte bei Einschränkung der Harnausscheidung eine Therapie mit Ornipressin (POR 8, 1,5–3 IE/h) und Dopamin (15 mg/h) begonnen werden [17]. Sollte ein extrakorporales Therapieverfahren notwendig werden, ist die kontinuierliche veno-

venöse Hämofiltration die Therapie der Wahl, um rasche Osmolalitätsveränderungen und damit die Gefahr des akuten Hirnödems möglichst
gering zu halten.

Gerinnungsstörungen

Neben der plasmatischen Gerinnungsstörung mit Abfall der Gerinnungsfaktoren, des Fibrinogens und des AT III durch reduzierte bzw.
fehlende Synthese der Hepatozyten, erhöhen gestörte Thrombozytenfunktion und reduzierte Thrombozytenzahl die Gefahr akuter Blutungen. Nahezu 70% der Patienten weisen eine Thrombozytenzahl
$< 100.000/mm^3$ auf [32]. Zusätzlich besteht eine deutlich gestörte
Thrombozytenaggregation und Adhäsion [23]. Während der Mangel an
Gerinnungsfaktoren nicht mit dem Risiko einer akuten Blutung korreliert, stellt hingegen eine zusätzliche Thrombopenie einen unabhängigen Risikofaktor für eine Blutungskomplikation dar [32]. Dies erklärt
möglicherweise, daß durch die prophylaktische Gabe von Fresh frozen
Plasma bei fehlendem Hinweis für eine Blutung weder Morbidität noch
Mortalität reduzieren werden konnte [10]. Aus diesem Grund ist die
prophylaktische Gabe von Fresh frozen Plasma nur unmittelbar vor invasiven Punktionen (z.B.: Arterienkatheter, zentraler Venenkatheter,
Legen einer Hirndrucksonde) indiziert. Eine Plasmapherese zur Anhebung der Thromboplastinzeit $> 40\%$ sollte hingegen vor einer Lebertransplantation durchgeführt werden. Durch diese Maßnahme kann
der intraoperative Blutverlust und damit die Gabe von Erythrozyten
Konzentraten deutlich gesenkt werden [11].

Hirnödem

Beim akuten Leberversagen führen, wahrscheinlich ähnlich wie beim
chronischen Leberversagen, die Akkumulation verschiedener neurotoxischer Substanzen und Veränderungen des Neurotransmittersystems
zum klinischen Bild der hepatischen Enzephalopathie [7]. Während
bei Patienten im Stadium I und II der hepatischen Enzephalopathie die
Prognose durch die potentielle Reversibilität der Hirnfunktionsstörung günstig ist, ist die Entwicklung des Stadiums III und IV mit einer
hohen Mortalität assoziiert. Dabei besteht ein fließender Übergang
zwischen der metabolischen hepatischen Enzephalopathie und der
Entwicklung eines Hirnödems.

Dieses besteht bei beinahe 80% aller komatösen Patienten mit akutem Leberversagen und stellt bei jedem zweiten Patienten die unmittelbare Todesursache dar [16]. Die Ätiologie besteht sowohl in einem zytotoxischen Ödem mit intrazellulärer Flüssigkeitsakkumulation im Rahmen einer beeinträchtigten zellulären Osmoregulation, wie auch in einem vasogenen Ödem mit Störung der Blut-Hirn-Schranke und gestörter Kapillarpermeabilität [7]. Zusätzlich kommt es beim akuten Leberversagen zu einer Beeinträchtigung des cerebralen Blutflusses. Bei Patienten mit geringer Hirnfunktionsstörung ist der Blutfluß noch normal, nimmt jedoch mit Verschlechterung der hepatischen Enzephalopathie signifikant ab. Im Stadium IV führt jedoch der präterminale Verlust der cerebralen Autoregulation zu einer Erhöhung des cerebralen Blutflusses mit konsekutivem Anstieg des intrakraniellen Hirndruckes [7].

Eine kontinuierliche Hirndrucküberwachung sollte bei Patienten im Stadium III und IV der hepatischen Enzephalopathie durch eine intrakranielle Hirndrucksonde erfolgen. Dadurch können subklinische Episoden eines erhöhten intrakraniellen Hirndruckes frühzeitig erkannt und behandelt werden. Eine retrospektive Studie zeigte, daß Patienten die durch eine Hirndrucksonde überwacht werden zwar signifikant länger leben, die Mortalität jedoch, im Vergleich zu Patienten ohne Hirndrucksonde, nicht gesenkt werden kann [14]. Da bei subduralen Drucksonden die Komplikationsrate mit 20% relativ hoch ist, sollten Patienten mit akutem Leberversagen vorwiegend mit einem epiduralen Transducer (Komplikationsrate 3,8%) überwacht werden [2]. Eine kranielle Computertomographie zur Diagnose eines Hirnödems ist aufgrund geringer Sensitivität nicht indiziert [8]. Bei Munoz et al. konnten nur bei 33% der Patienten mit nachgewiesenem erhöhten Hirndruck ein Hirnödem in der Computertomographie diagnostiziert werden [20]. Da der Transport und die Umlagerung des Patienten während einer CT-Untersuchung akute Hirndrucksteigerungen auslösen können, ist die Indikation für eine Computertomographie streng zu stellen und derzeit nur bei klinischem Verdacht einer intrakraniellen Blutung indiziert.

Die Therapie eines erhöhten intrakraniellen Drucks sollte bei guter Nierenfunktion und einer Serumosmolalität < 320 mOsm durch wiederholte Anwendung einer 20% Mannitlösung (0,3 bis 0,4 g/kg) erfolgen [16]. Dadurch kann bei 83% der Patienten ein deutlicher Abfall des Hirndrucks erzielt werden [3]. Hingegen hatte die prophylaktische Therapie mit Dexamethason keinen Effekt auf die Entwicklung eines Hirnödems [3]. Eine Hyperventilation zur Senkung des $PaCO_2$ auf 30 mmHg führt zwar zu einem vorübergehenden Abfall des intrakraniellen Drucks, hat aber auf die Mortalität keine Auswirkungen [6]. Auch eine Thiopental-Infusion führt zu einer raschen Hirndrucksenkung, sollte jedoch bei gleichzeitiger Senkung des arteriellen Mitteldrucks und damit möglicherweise Verschlechterung des cerebralen Perfusionsdruckes, nur unter kontinuierlicher Hirndrucküberwachung angewendet werden [9].

Medikamentöse Therapieansätze

N-Acetylcystein

Paracetamol-Intoxikationen führen zu einem dosisabhängigem akutem Leberzerfall, der aus einer Überschreitung der Stoffwechselaktivität der Glutathion-Kapazität mit intrahepataler Bildung von hepatotoxischen Stoffwechselprodukten resultiert. Während eine Tagesdosis von 15 g Paracetamol regelmäßig mit schweren Lebernekrosen assoziiert ist, können bereits Intoxikationen mit 6 g zu Leberschäden führen. Eine frühzeitige Therapie mit N-Acetylcystein (innerhalb 15 Stunden nach Intoxikation) führt zu einem Auffüllen der entleerten Glutathion-Speicher und damit zu einer deutlichen Senkung der Mortalität [25]. Harrison et al. konnten jedoch in einer retrospektiven Studie zeigen, daß ein Therapiebeginn mit Acetylcystein auch 56 Stunden nach Intoxikation einen günstigen Effekt aufweist [12]. Dabei führte die Acetylcystein-Infusion (150 mg/kg über 15 Minuten, anschließend 50 mg/kg über 4 Stunden) zu einem verbesserten Sauerstofftransport mit Anstieg des Sauerstoffverbrauches und der zellulären O_2-Extraktion. Gleichzeitig kam es zu einem Anstieg des Cardiac Index und des mittleren arteriellen Blutdrucks, sowie zu einem Abfall des peripheren systemischen Gefäßwiderstandes. Diese hämodynamischen Auswirkungen sind möglicherweise für die Verbesserung der hepatalen Mikrozirkulation und Gewebeoxygenierung verantwortlich. Dies wird von den Autoren mit einem günstigen Effekt von Acetylcystein auf die Aktivität des „endothelium-derived relaxing factor" zurückgeführt. Inwieweit dadurch die Therapie mit Acetylstein auch bei anderer Ätiologie des Leberversagens indiziert ist, wird vorerst noch kontroversiell behandelt.

Prostaglandine

Die Infusion von Prostanglandinen bewirkt durch eine Vasodilatation der Mikrozirkulation sowie einer Hemmung der Thrombozytenaggregation eine verbesserte Gewebeoxygenierung. Gerade bei Patienten mit akutem Leberversagen konnte durch Infusion von Prostaglandin I2 (Prostacyclin, Epoprostenol) in einer Dosierung von 5 ng/kg/min eine bestehende Gewebshypoxie signifikant verbessert werden [1, 12]. Erste präliminäre Ergebnisse mit einer Prostaglandin E1 Therapie führten bei 12 von 17 Patienten zu einem raschen und signifikanten Abfall der GPT mit gleichzeitigem Anstieg der Thromboplastinzeit und der Gerinnungsfaktoren V und VII [30]. Dies wurde von den Autoren auf eine verbesserte hepatale Mikrozirkulation zurückgeführt. Die Therapie mit Prostaglandin E2 führte in einer nicht kontrollierten Studie im Vergleich mit einem historischem Kontrollkollektiv zu einer Senkung der Mortalität auf 28% [29]. Diese Ergebnisse mußten jedoch von der selben Arbeitsgruppe in einer rezenten prospektiven Studie revidiert werden, da kein Benefit einer Prostaglandin-Therapie bei akutem Leberversagen nachgewiesen werden konnte [28].

Indikation zur Lebertransplantation

Die Indikation für eine Lebertransplantation muß bei jedem einzelnen Patienten mit akutem Leberversagen individuell beurteilt werden. Dafür ist eine tägliche Reevaluierung der Indikation und allfälliger Kontraindikationen notwendig. Seit 1989 sind die King's College Kriterien international akzeptiert [21]. Demnach ist bei Patienten mit folgenden Kriterien eine Transplantation indiziert:

- Thromboplastinzeit < 8% (unabhängig vom Grad der HE) oder
- 3 der folgenden Variablen (unabhängig vom Grad der HE):
    - Alter < 10 oder > 40 Jahre
    - Ätiologie: Non A - Non B Hepatitis, Halothan oder idiosyncratisches Leberversagen
    - Dauer des Ikterus vor Aufreten der HE > 7 Tage
    - Thromboplastinzeit < 20%
    - Serumbilirubin > 17,5 mg/dl

Bei Patienten mit Paracetamol-Intoxikation gelten folgende Kriterien: pH < 7,3 (unabhängig vom Grad der HE) oder Thromboplastinzeit < 8% und Serumkreatinin > 3,4 mg/dl bei Patienten mit HE Stadium III oder IV. Als absolute Kontraindikationen für eine Lebertransplantation gelten derzeit: schwere irreversible Hirnschäden, Nachweis eines Malignoms, Tuberkulose, HIV-Infektion und schwere unkontrollierbare Infektionen. Eine Studie von Pauwels et al. konnte jedoch zeigen, daß die alleinige Anwendung dieser Kriterien nur eine prediktive Sicherheit von 0,81 besitzt und demnach beinahe 20% aller Transplantationen unnötig wären [24]. Möglicherweise beruht diese Fehleinschätzung der King's College Kriterien auf eine mangelnde Beurteilung des neurologischen Zustandsbildes. Gerade neurologische Komplikationen wie das Hirnödem stellen die häufigste Todesursache des akuten Leberversagens dar. Eigene Untersuchungen zeigten, daß durch Beurteilung der Hirnfunktion mittels serieller Messungen somatosensorisch evozierter Potentiale die prognostische Sicherheit von 0,72, durch die alleinige Beurteilung der King's College-Kriterien, auf 0,96 erhöht werden kann [18].

Zusätzlich stellen serielle Messungen somatosensorisch evozierter Potentiale eine nicht invasive elektrophysiologische Methode dar, um den richtigen Zeitpunkt für die Notwendigkeit eines intrakraniellen Hirndruckmonitorings zu ermitteln [18]. Bei einem bilateralen Ausfall der kortikalen Reizantwortpotentiale muß die Indikation für eine Lebertransplantation in Frage gestellt werden, da irreversible Hirnschäden zu erwarten sind [19].

Literatur

1. Bihari D, Gimson AE, Waterson M, Williams R (1985) Tissue hypoxia during fulminant hepatic failure. Crit Care Med 13: 1034–1039
2. Blei AT, Olafsson S, Webster S, Levy R (1993) Complications of intracranial monitoring in fulminant hepatic failure. Lancet 341: 157–158
3. Canalese J, Gimson A, Davis C, et al (1982) Controlled trial of dexamethasone and mannitol for the cerebral edema of fulminant hepatic failure. Gut 23: 625–629
4. Capocaccia L, Angelico M (1991) Fulminant hepatic failure – clinical features, etiology, epidemiology and current management. Digest Dis Sci 36: 775–779
5. Chapman RW, Forman D, Peto R, Smallwood R (1990) Liver transplantion for acute hepatic failure? Lancet 335: 32–35
6. Ede RJ, Gimson AE, Bihari D, et al (1986) Controlled hyperventilation in the prevention of cerebral edema of fulminant hepatic failure. J Hepatol 2: 41–43
7. Ferenci P (1994) Brain dysfunction in fulminant hepatic failure. J Hepatol 21: 487–490
8. Fingerote RJ, Bain VG (1993) Fulminant hepatic failure. Am J Gastroenterol 88: 1000–1010

9. Forbes A, Alexander GJM, O'Grady JG, et al (1989) Thiopental infusion in the treament of intracranial hypertension complicating fulminant hepatic failure. Hepatology 10: 306–310
10. Gazzard BG, Henderson JM, Williams R (1975) Early changes in coagulation following a paracetamol overdose and a controlled trial of fresh frozen plasma therapy. Gut 16: 617–620
11. Hackl W, Zadrobilek E, Mauritz W, Längle F, Höcker P, Sporn P (1989) Präoperativer Plasmaaustausch zur Therapie plasmatischer Gerinnungsstörungen vor Lebertransplantation. Anaesthesist 138: 539–543
12. Harrison PM, Wendon JA, Gimson AES, et al (1991) Improvement by acetyl-cysteine of hemodynamics and oxygen transport in fulminant hepatic failure. N Engl J Med 324: 1852–1857
13. Imawari M, Hughes RD, Love CD, et al (1985) Fibronectin and Kupffer cell function in fulminant hepatic failure. Dig Dis Sci 30: 1028–1033
14. Keays RT, Alexander GJM, Williams R (1993) The saftey and value of exdradural intracranial pressure monitors in fulminant hepatic failure. J Hepatol 18: 205–209
15. Larcher VF, Wyke RJ, Mowat AP, et al (1982) Bacterial and fungal infection in children with fulminant hepatic failure: possible role of opsination and comple-ment deficiency. Gut 23: 1037–1043
16. Lee WM (1993) Acute liver failure. N Engl J Med 329: 1862–1872
17. Lenz K, Hörtnagl H, Druml W, et al (1991) Ornipressin in the treatment of functional renal failure in decompensated liver cirrhosis. Gastroenterology 101: 1060–1067
18. Madl C, Grimm G, Ferenci P, et al (1994) Serial recording of sensory evoked potentials – a noninvasive prognostic indicator in fulminant liver failure. Hepato-logy (in press)
19. Madl C, Kramer L, Grimm G, et al (1994) Outcome prediction in nontraumatic coma by recording of sensory evoked potential. Intensive Care Med 20 [Suppl 2]: 66A
20. Munoz SJ, Robinson M, Northup B, et al (1991) Elevated intracranial pressure and computed tomography of the brain in fulminant hepatocellular failure. Hepatology 13: 209–212
21. O'Grady JG, Alexander GJM, Hayllar KM, Williams R (1989) Early indicators of prognosis in fulminant hepatic failure. Gastroenterology 97: 439–445
22. O'Grady JG, Gimson AES, O'Brian CJ, et al (1988) Controlled trials of charocoal haemoperfusion and prognostic factors in fulminant hepatic failue. Gastroentero-logy 94: 1186–1192
23. O'Grady JG, Langley PG, Isola LM, et al (1986) Coagulopathy of fulminant hepatic failure. Semin Liv Dis 2:159–163
24. Pauwels A, Mostefa-Kara N, Florent C, Levy VG (1993) Emergency liver transplantation for acute liver failure – evaluation of London and Clichy criteria. J Hepatol 17: 124-127
25. Prescot LF, Illingworth RN, Critchley JAJH, Stewart-MJ, Adam RD, Proudfoot AT (1979) Intravenous N-acetylcysteine: the treatment of choice for paracetamol poisoning. BMJ 2: 1097–1100
26. Rolando N, Gimson A, Wade J, Philpott-Howard J, Casewell M, Williams R (1993) Prospective controlled trial of selective parenteral and enteral antimicrobial regimen in fulminant hepatic failure. Hepatology 17: 196–201

27. Rolando N, Harvey F, Brahm J, et al (1990) Prospective study of bacterial infection in acute liver failure: an analysis of fithy patients. Hepatology 11: 49–53

28. Sheiner P, Sinclair S, Greig P, et al (1992) A randomized control trial of prostaglandin E2 in the treatment of fulminant hepatic failure. Hepatology 16: 88A

29. Sinclair SB, Greig PD, Blendis LM, et al (1989) Biochemical and clinical response of fulminant viral hepatitis to administration of prostaglandin E. J Clin Invest 84: 1063–1069

30. Sinclair SB, Levy GA (1991) Treatment of fulminant viral hepatic failure with prostaglandin E – a preliminary report. Dig Dis Sci 36: 791–800

31. Wendon JA, Harrison PM, Keays R, et al (1992) Effects of vasopressor agents and epoprostenol on systemic hemodynamics and oxygen transport in fulminant hepatic failure. Hepatology 15: 1067–1071

32. Williams R, Gimson AES (1991) Intensive liver care and management of acute hepatic failure. Dig Dis Sci 36: 820–826

33. Williams R, Wendon J (1994) Indications for orthotopic liver transplantation in fulminant hepatic failure. Hepatology 20: 5–10

34. Yeganehfar W, Grimm G, Madl C, et al (1994) Fulminant hepatic failure – comparison of severity of disease and hospital mortality before and after the establishment of liver transplantation. Intensive Care Med [Suppl 2] 20: 154A

Korrespondenz: Dr. C. Madl, Klinik für Innere Medizin IV, Intensivstation 13H1, Universität Wien, Währinger Gürtel 18–20, A-1090 Wien, Österreich

Biochemische Überwachung der peri-
und postoperativen Phase bei Lebertransplantation

R. Steininger, E. Roth, T. Grünberger, F. Längle, H. Steltzer
und F. Mühlbacher

Abteilung für Transplantation, Universitätsklinik für Chirurgie,
Universität Wien, Österreich

Einleitung

Bei einer Lebertransplantation (LTX) kann die biochemische Überwachung in die Zeit vor und nach Reperfusion des neuen Organes
gegliedert werden. Vor Reperfusion steht beim chronisch leberkran-
ken Patienten neben der Überwachung von Vitalparametern vor allem
die Kontrolle der Blutgerinnung, bzw. Kontrolle der Gerinnungssub-
stitution als ein Teil der Konditionierung des Patienten auf die Operation im Vordergrund. Nach Reperfusion des Organes dient die
biochemische Überwachung vornehmlich zur Kontrolle der Funktion
der transplantierten Leber. Zur Einschätzung der Organfunktion werden allgemeine Parameter wie Galleproduktion, Herz-Kreislauffunk-
tion, Nierenfunktion, Lungenfunktion, Glukosemetabolismus und
der Säure-Basenhaushalt herangezogen. Als leberspezifische Parameter
werden vor allem Syntheseparameter wie Gerinnungsfaktoren (Pro-
thrombinzeit PTZ, Normotest NT, Fibrinogen, Faktor V, Faktor VII)
und, als Ausdruck des Ischämie-Reperfusionsschadens, Nekroseparo-
meter wie die Leberenzyme (GOT, GPT, LDH) verwendet. Ferner
kommt es bei Reperfusion des Organes zur Ausschwemmung von
verschiedenen Mediatoren mit spezifischer Beeinflussung des Stoffwechsels und zur Freisetzung von Zytokinen. Dies alles führt zu
Veränderungen, die man unter dem Begriff des Ischämie-Reperfu-
sionssyndroms zusammenfaßt.

Patienten und Methodik

In einer retrospektiven Analyse haben wir bei 255 Patienten nach LTX die postoperative Leberfunktion nach den oben genannten Parametern analysiert und in 4 Kategorien (gut, mittel, schlecht, primäre Nichtfunktion PNF) eingeteilt [1]. Dabei zeigten die biochemischen Parameter ein typisches Muster.

In einer prospektiven Studie an 13 konsekutiven Patienten wurde der transhepatische Metabolismus von Tumornekrosefaktor alpha (TNF-a), Interleukin 6 (IL-6) und Endotoxin in der frühen Reperfusionsphase bei LTX untersucht und sein Zusammenhang mit der postoperativen Leberfunktion analysiert [4]. Die Blutentnahme erfolgte 1, 4, 7, 10 und 13 Minuten nach Reperfusion gleichzeitig aus der Vena portae, Vena hepatica und der Arteria radialis. Endotoxin wurde mit einem kinetischen LAL-Testsystem bestimmt. Die Bestimmung von TNF-a erfolgte mit einem Enzymimmunoessay (Fa. Innogenetics) und IL-6 mit einem ELISA Kit (Quantikine).

In einer weiteren Studie [3] konnte der Einfluß der hepatischen Reperfusion auf den L-Arginin- und Stickoxyd- (NO-) Stoffwechsel untersucht werden. Bei 10 konsekutiven Patienten wurde der Plasmaargininspiegel vor der LTX, während der Hepatektomie, am Beginn und am Ende der anhepatischen Phase, 10 Minuten nach Reperfusion und am Ende der Operation bestimmt. Von fünf Empfängem wurden gleichzeitig Blutproben und Flush-out Lösung auf Arginase, Nitrit und Nitrat untersucht. Die Bestimmung der Aminosäuren erfolgte mittels HPLC-Methode. Die Bestimmung der Arginaseaktivität erfolgte mittels Aminosäurenanalyse nach Hinzufügen von Arginin und Bebrütung in einem Tris-HCl Puffer. Nitrit und Nitrat wurden kolorimetrisch nach der Reaktion mit dem Griess-Reagens bestimmt.

Ergebnisse und Diskussion

Von 255 Patienten zeigten postoperativ 148 (58%) eine gute Leberfunktion. GOT und LDH hatten am 1. postoperativen Tag ihren Maximalwert (GOT: 438 ± 264 IU/l, LDH: 1399 ± 908 IU/l) und die Werte kehrten in den weiteren postoperativen Tagen wieder zum Normalwert zurück (Abb. 1 und 2). Die PTZ zeigte bereits am 1. postoperativen Tag einen Mittelwert von $67 \pm 16\%$ und erreichte bereits am 2. Tag ohne Substitution von Gerinnungsfaktoren den Normalbereich (Abb. 3). Eine mittelmäßige Leberfunktion wurde bei 58 Patienten (22,7%) registriert. Hier zeigte sich das Maximum der Transaminasenausschüttung am 2. postoperativen Tag. Die PTZ erreichte erst am 5. postoperativen Tag den Normalbereich. Bei Organen mit schlechter Leberfunktion n = 26 (10,2%) wurde der Gipfelwert der Transaminasen und der LDH erst am 2. und 3. postoperativen Tag gemessen. Die PTZ konnte nur mit Substitution von Gerinnungsfaktoren in den ersten Tagen auf > 50% angehoben werden. Bei Organen mit einer PNF n = 23 (9%) stiegen GOT und LDH kontinuierlich an, die Leber zeigte keine Syntheseleistung und die Patienten mußten dringend retransplantiert werden. Am ersten postoperativen Tag kann aus diesen biochemischen Parametern keine sichere Aussage über die Leberfunktion gemacht werden.

Am 2. und 3. postoperativen Tag kann die Diagnose einer schlechten Leberfunktion oder PNF gemeinsam mit Vitalparametern (Nierenfunktion, Atmung, Kreislauf) ziemlich sicher gestellt werden.

Von 13 Patienten, bei denen der transhepatische Zytokinmetabolismus untersucht wurde, zeigten 2 eine PNF und mußten dringend retransplantiert werden. 2 Patienten hatten eine schlechte, alle anderen Patienten hatten eine gute Leberfunktion. Bei Patienten mit einer PNF oder schlechten Leberfunktion war die TNF-a Freisetzung aus der Leber während der ersten 13 Minuten nach Reperfusion signifikant höher als bei Patienten mit einer guten Leberfunktion (Median 123 pg/ml versus 4,5 pg/ml). Unsere Daten zeigen, daß es nach Ischämie-Reperfusion zu einer Stimulierung der Kupfferzellen oder Endothelzellen der Leber kommt, die zu einer Funktionsbeeinträchtigung des Organes führen

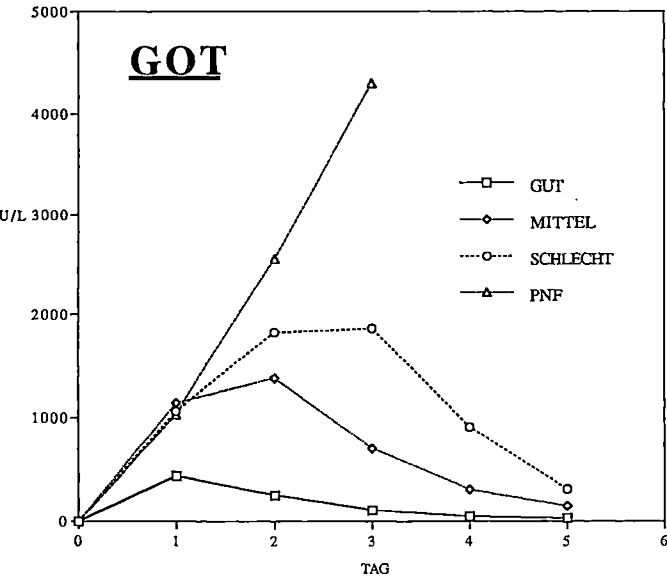

Abb. 1. Mittelwerte der GOT-Konzentration im Serum bei guter, mittelmäßiger, und schlechter Leberfunktion sowie PNF der Leber in den ersten postoperativen Tagen

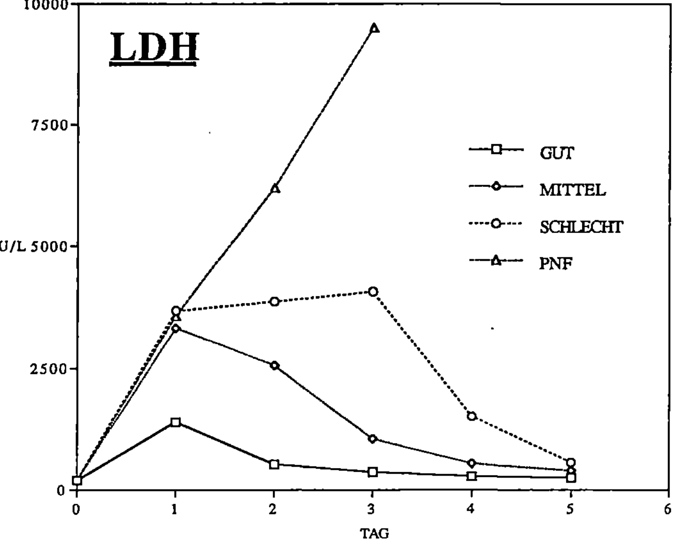

Abb. 2. Serumkonzentration der LDH in den ersten postoperativen Tagen nach LTX bei guter, mittelmäßiger und schlechter Leberfunktion sowie bei primärer Nichtfunktion des Transplantates

kann. Die Aminosäuremessungen im Plasma haben gezeigt, daß es unmittelbar nach Reperfusion der Leber zu einem dramatischen L-Argininabfall kommt. 30 Sekunden nach Revaskularisation des Transplantates ist L-Arginin im Plasma praktisch nicht mehr meßbar. Dieser Argininabfall dauert Stunden an, um sich dann bis zum 1. postoperativen Tag wieder zu normalisieren. Gleichzeitig mit dem Argininabfall kommt es zu einem Ansteigen von Ornithin. Die Ursache für die Umwandlung von Arginin in Ornithin fand sich in einer vermehrten Freisetzung von Arginase aus dem transplantierten Organ. Die Arginaseaktivität im Plasma steigt nach Reperfusion von 20 bis auf 4000 IU/l an. Gleichzeitig kommt es zu einem Absinken der Nitritkonzentration. Arginin ist das Grundsubstrat für NO, einem Molekül, das ein breites Spektrum an Wirkungen vor allem auf das kardiovaskuläre System und den Gefäßtonus hat [2]. Welchen Anteil diese Freisetzung von Zytokinen und Arginase am Ischämie-Reperfusionssyndrom der Leber hat, müssen erst zukünftige Studien zeigen.

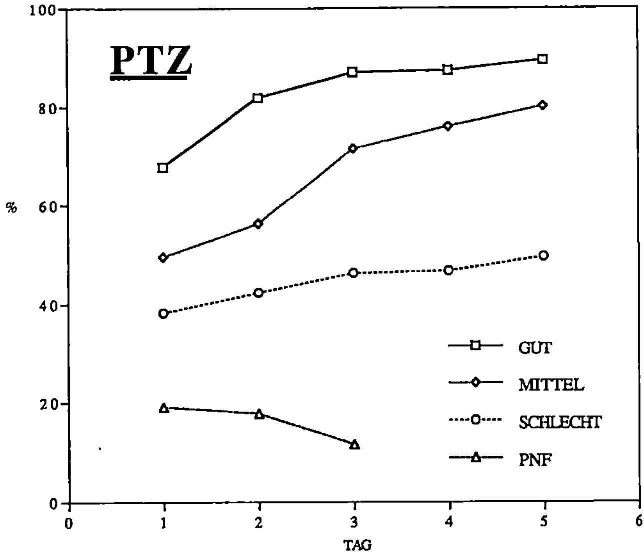

Abb. 3. Syntheseleistung der Leber gemessen an der PTZ in den ersten postoperativen Tagen bei guter, mittelmäßiger und schlechter Leberfunktion sowie bei primärer Nichtfunktion des Transplantates

Literatur

1. Grünberger T, Steininger R, Sautner T, Mittlböck M, Mühlbacher F (1994) Influence of donor criteria on postoperative graft function after OLTX. Transpl Int 7 (1): 672–674
2. Längle F, Roth E, Steininger R, Winkler S, Mühlbacher F (1994) Arginase release following liver reperfusion — evidence of hemodynamic action of arginase infusions. Transplantation (im Druck)
3. Roth E, Steininger R, Winkler S, Längle F, Grünberger T, Függer R, Mühlbacher F (1994) L-Arginase deficiency after liver transplantation as an effect of arginase efflux from the graft. Transplantation 57, 5: 665–669
4. Steininger R, Roth E, Függer R, Winkler S, Längle F, Grünberger T, Götzinger P, Sautner T, Mühlbacher F (1994) Transhepatic metabolism of TNF-a, IL-6 and. endotoxin in the early reperfusion period after human liver transplantation. Transplantation 58, 2: 179–182

Korrespondenz: Dr. R. Steininger, Abteilung für Transplantation, Universitätsklinik für Chirurgie, Währinger Gürtel 18–20, A-1090 Wien, Österreich

Nierentransplantation: Präoperative Optimierung, peri- und postoperative Betreuung

R. Fitzgerald

Universitätsklinik für Anästhesie und Allgemeine Intensivtherapie,
Wien, Österreich

Einleitung

Die Nierentransplantation hat nicht nur zu einer Steigerung der Lebensqualität von Patienten mit terminaler Niereninsuffizienz geführt, sondern bringt gegenüber der chronischen Hämodialyse auch den Vorteil der Kosteneffizienz mit sich [2]. Zusammen mit der fortschreitenden Entwicklung und Verbesserung der Operationstechniken und Schemata der Immunsuppression, führt dies dazu, daß die Indikation zur Nierentransplantation immer weiter gestellt wird und Patienten, die zuvor wegen ihres Alters oder durch Begleiterkrankungen als ungeeignet erschienen, zur Operation kommen. Zugleich steigen dadurch die Anforderungen an die beteiligten Ärzte und Pflegepersonen. Die präoperative Evaluierung und Optimierung dieser polymorbiden Patienten nimmt hierbei den gleichen Stellenwert ein, wie ein umfassendes intraoperatives Management und die postoperative Überwachung.

Pathophysiologie der terminalen Niereninsuffizienz

Das terminale Nierenversagen bedingt die Beeinträchtigung einer Vielzahl von Organfunktionen, was wiederum eine Erhöhung der potentiellen Gefährdung für die Dauer von und nach Anästhesie und operativen Eingriff bei jeder Operation zur Folge hat. Obwohl bei Patienten, die in einem chronischen Hämodialyseprogramm stehen, nicht mit dem Vollbild einer Urämie zu rechnen ist, muß trotzdem eine Reihe von Dysfunktionen metabolischer, cardiovasculärer, hämatopoetischer, pulmonaler, endokriner, neurologischer und neuromuskulärer Art erwartet werden (Tabelle 1).

Eine Vielzahl der beschriebenen Organdysfunktionen kann durch eine Dialyse behoben weden. Hierzu zählen vor allem die Störungen im Elektrolyt- und Wasserhaushalt, die Thrombozytenfunktionsstörung, neurologische Symptome, Glukoseintoleranz und gastrointestinale Probleme. Mit der Gabe von rekombinantem, humanem Erythropoietin besteht die Möglichkeit die chronische Anämie des terminalen Nierenversagens zu behandeln [3]. Auch Störungen der Hämostase können durch eine Erythropoietintherapie günstig beeinflußt werden [9].

Tabelle 1. Organdysfunktionen bei terminalem Nierenversagen

Metabolisch	Eiweißmangel Azidose Hyperkaliämie Hyperphosphatämie Hypocalciämie
Cardiovasculär	Hypertonie Herzinsuffizienz Arrhythmien Pericarditits verstärkte Atherosklerose
Pulmonal	Pleuritis mit Ergußbildung Lungenödem urämische Pneumonie
Hämatopoese	Anämie herabgesetzte Thrombozytenfunktion
Endokrin	sekundärer Hyperparathyroidismus mit Osteodystrophie und sekundären Kalzifikationen Glukoseintoleranz Hypergastrinämie
Gastrointesinal	peptische Ulcera Pankreatitis Nausea, Erbrechen
Neurologisch	urämische ZNS-Dysfunktion Neuropathien Lethargie, allgemeine Schwäche

Präoperative Evaluation und Optimierung

Außer bei der elektiv durchgeführten Nierentransplantation bei Verwandtenspende, erfolgen die meisten Transplantationen unter dem Zeitdruck eines Akuteingriffes. Trotzdem sollte eine genaue Evaluierung aller Organfunktionen vor Durchführung der Operation erfolgen. Besonderer Augenmerk ist auf eine ausführliche Anamnese zu legen. Grunderkrankung (z.B. Diabetes) und etwaige Begleiterkrankungen (z.B. Arteriosklerose) erfordern oft ein sehr differenziertes Vorgehen und erhöhtes Augenmerk auf zusätzliche Risikofaktoren. So ist zum Beispiel speziell bei diabetischen Nierenempfängern eine hohe Frequenz coronarsklerotischer Veränderungen bekannt [11].

Die präoperativen Befunde sollten unbedingt EKG und Thorax-Röntgen umfassen. Bei diabtischen und älteren Patienten ist ein Herz-Echo anzuraten, ebenso wie bei bekannter coronarer Herzkrankheit, wenn notwendig, auch mit einer Koronarangiographie [14]. Weinrauch et al. konnten eine Risikogruppe definieren, die sich durch echokardiographisch gemessenen, verlängerten end-systolischen Diameter und eine verlangsamte Kontraktion auszeichnet und in der Folge eine signifikant kürzere Überlebenszeit und Transplantatüberlebenszeit aufwies [15]. Die Autoren empfehlen, diese Patienten präoperativ einer Koronarangiographie zuzuführen.

Eine präoperative Dialyse trägt entscheidend zur Optimierung des Zustandes der Patienten bei. Hierbei können der Elektrolythaushalt ausgeglichen und harnpflichtige Substanzen eliminiert werden, um die Periode bis zum Einsetzten der Transplantatfunktion besser überbrükken zu können und einen größeren Spielraum für intraoperative Maßnahmen zu schaffen. Zu beachten ist hierbei das rezente Gewicht des Patienten. Im Vergleich mit dem bekannten Trocken- und Feuchtgewicht, erlaubt es eine ungefähre Abschätzung des aktuellen Volumenstatus des Patienten.

Üblicherweise sind wegen der Adaptation an die chronische Anämie, Hämoglobinwerte bis 7 g/dl tolerabel [2]. Zwar wurden erfolgreiche Nierentransplantationen selbst bei Hämoglobinwerten von 5 g/dl beschrieben [13], eine Studie bei Zeugen Jehovas zeigt allerdings eine deutlich höhere Überlebenswahrscheinlichkeit bei Hämoglobinwerten von über 7 g/dl [5]. Wie bei jeder Gefäßoperation, ist für die Bereitstellung einer genügenden Anzahl (abhängig vom Ausgangshämatokrit) von Erythrozytenkonzentraten Sorge zu tragen.

Ein Großteil niereninsuffizienter Patienten benötigt Antihypertensiva. Da ein abruptes Absetzten dieser Medikamente zu einem „Rebound" führen kann, soll diese Therapie auch präoperativ weitergeführt werden.

Intraoperatives Management

Zusätzlich zum Standardmonitoring sollte ein zentralvenöser Zugang angelegt werden. Dieser ermöglicht nicht nur die Gabe von Flüssigkeit und Blutderivaten, sondern auch die Messung des zentralvenösen Druckes um ein optimales Flüssigkeitsvolumen für die Funktion des Transplantates zu gewährleisten.

Die invasive, arterielle Blutdruckmessung sollte nicht routinemäßig angewandt werden, da hier das Prinzip der Schonung von Armvenen für möglicherweise später notwendige arteriovenöse Dialyseshunts zu gelten hat.

Eine neue, nicht-invasive Monitoringmöglichkeit bietet sich durch die intraoperative Verwendung der transösophagealen Echokardiographie [1]. Hierbei ist nicht nur eine direkte Überwachung der Herzfunktion, sondern durch einen Evaluierung der cardialen Füllungsvolumina, eine Beurteilung der Flüssigkeitsvolumenverhältnisse des Patienten möglich. Durch dieses, für den Patienten wenig belastende Monitoring wird eine sichere Führung und eine optimale Transplantatperfusion auch bei cardial beeinträchtigten Patienten möglich.

Hat der Patient einen funktionierenden Shunt, muß auf die schonende Lagerung dieses Armes geachtet werden. Ebenso verbietet sich das Anlegen einer Blutdruckmanschette an dieser Extremität.

Anästhesieeinleitung und Aufrechterhaltung ist mit Standardnarkoseverfahren möglich. Zur Muskelrelaxierung empfehlen sich nicht renal eliminierte Substanzen wie Vecuronium (Norcuron®, Organon) und Atracurium (Tracrium®, Wellcome) [8]. Prinzipiell ist die Anwendung von Verfahren der Regionalanästhesie möglich [6].

Bevor es zur Perfusion der Transplantatniere kommt, sollte der zentralvenöse Druck nicht geringer als 12–14 mm Hg sein. Die Einführung dieser Maßnahme alleine hat seit ihrer Erstbeschreibung im Jahre 1966 zu einer Reduktion des Transplantatversagens von 30 auf 5% geführt [10]. Hierbei sind oft beträchtliche Infusionsmengen notwendig, wenn die Patienten durch die vorangegangene Dialyse bis auf ihr Trockengewicht reduziert wurden. Als Infusionslösung bietet sich mit Rücksicht auf den Kaliumhaushalt, vor allem 0,9% NaCl an. Bei Kindern, die eine Erwachsenenniere erhalten ist eine Steigerung des zirkulierenden Volumens manchmal um 50–70% notwendig, um einen Druckabfall nach Freigabe der Transplantatdurchblutung zu verhindern. In diesen Fällen ist auch auf die Einschwemmung großer Mengen Kaliums aus der Perfusionslösung des Transplantates zu achten, die bei Kindern zu lebensbedrohlichen Hyperkaliämien führen können.

Postoperative Überwachung

Mit der Verwendung nicht-renal eliminierter Muskelrelaxatien und einer balancierten oder total-intravenösen Anästhesie ist es im Regelfall leicht möglich, die Patienten noch am OP-Tisch zu extubieren. Trotzdem ist wegen der veränderten Stoffwechsellage bei Niereninsuffizienten erhöhte Vorsicht wegen eines möglichen „hang-over" geboten. So ist zum Beispiel von Laudanosin, einem Abbauprodukt des häufig verwendeten Muskelrelaxantiums Atracurium, bekannt, daß es bei Niereninsuffizienz akkumulieren kann [4]. Die große intra- und postoperative Flüssigkeitszufuhr, die für die Erreichung einer optimalen Transplantatperfusion notwendig sind, bergen besonders bei nicht sofort einsetzender Diurese, die Gefahr eines Lungenödems in sich. Beiden Komplikationen kann einfach und nicht-invasiv durch kontinuierliche Pulsoxymetermessung vorgebeugt werden.

Durch die bei terminaler Niereninsuffizienz bestehende Magenentleerungsstörung kann es, selbst wenn die vorgeschriebene sechsstündige Nahrungskarenz eingehalten wurde, postoperativ gehäuft zu Aspirationen kommen [7]. Eine Extubation sollte daher erst bei vollkommener Wiedererlangung der Schutzreflexe erfolgen.

Bei einem Teil der Transplantationen kann es postoperativ zu einer passageren Oligurie oder Anurie kommen. Diese Patienten benötigen nicht nur wegen der zuvor genannten Volumensüberladung besonderes Augenmerk, sondern auch wegen der Gefahr einer Hyperkaliämie. Häufige Kontrolle der Serumelektrolyte ist hier anzuraten. In vereinzelten Fällen sind eine oder mehrere Hämodialysen notwendig.

Von selbst versteht sich eine engmaschige Kontrolle von Blutdruck, Herzfrequenz und Hämatokrit, um Blutungskomplikationen auszuschließen.

Zusammenfassung

Die Nierentransplantation ist eine sichere und kosteneffektive Therapie der terminalen Niereninsuffizienz. Durch die immer weiter werdende Indikationstellung steigt der Anteil der älteren und polymorbiden Patienten, was eine Intensivierung der prä- und intraoperativen Betreuung notwendig macht. Neue Methoden wie die transösophageale Echokardiographie können auf diesem Gebiet zu wichtigen Hilfsmitteln werden.

Literatur

1. Debrujin NP, Clements FM (1987) Transesophageal echocardiography. Martinus Nijhoff, Boston
2. Eggers PW (1988) Effect of transplantation on the Medicare end-stage renal disease program. N Engl J Med 318: 223–239
3. Eschbach JW, Egrie JC, Downing MR, Browne JK, Adamson JW (1987) Correction of the anemia of end-stage renal diseaes with recombinant human erythropoietin: results of a combined phase I and phase ll clinical trial. N Engl J Med 316: 73–77
4. Fahey MR, Rupp SM, Canfell C, Fisher DM, Miller RD, Sharma M, Castagnoli K, Hennis PJ (1985) Effect of renal failure on laudanosine excretion in man. Br J Anaest 57: 1049–1051
5. Kaufman DB, Sutherland DER, Fryd SD, Ascher NL, Simmons RL, Najarian JS (1988) A single-center experience of renal transplantation in thirteen Jehovah's Witnesses. Transplantation 45: 1045–1049
6. Linke CL, Merin RG (1976) A regional anesthetic approach for renal tranplantation. Anesth Analg 55: 69–73
7. Minami H, McCallum RW (1984) The physiology and pathophysiology of gastric emptying in humans. Gastroenterology 86: 1592–1610
8. Miller RD (1985) Effects of renal disease. Clin Anesthesiol 7: 307–313
9. Moia M, Mannucci PM, Vizzotto L, Casati S, Cattaneo M, Ponticelli C (1987) Improvement of the haemostatic defect of uremia after treatment with human recombinant erythropoietin. Lancet ii: 1227–1229
10. Najarian JS, Gulyassy PP, Stoney RJ (1966) Protection of the donor kidney during homotransplantation. Ann Surg 164:398–417
11. Philipson JD, Carpenter BJ, Itzkoff J, Hakala TR, Rosenthal JT, Taylor RJ, Puschett JB (1986) Evaluation of cardiovascular risk for renal transplantation in diabetic patients. Am J Med 81: 630–634
12. Sear JW (1988) Anesthesia in renal transplantation. In: Morris PJ (ed) Kidney transplantation. Saunders, Philadelphia, pp 235–261
13. Sells RA (1988) Kidney transplantation: the operation. In: Farman JV (ed) Transplant surgery: anesthesia and perioperative care. Elsevier, New York, pp 265–287

14. Weinrauch LA, D'Elia JA, Healy R, Christlieb A, Leland O (1978) Asymptomatic coronary artery disease: angiographic assessment in diabetics evaluated for renal transplantation. Circulation 58: 1184–1190
15. Weinrauch LA, D'Elia JA, Monaco AP, Gliason RE, Welty F, Nishan PC, Nesto RW (1992) Preoperative evaluation for diabetic renal transplantation: impact of clinical, laboratory, and echocardiographic parameters on patient and allograft survival. Am J Med 93: 19–28

Korrespondenz: Dr. R. Fitzgerald, Universitätsklinik für Anästhesie und Allgemeine Intensivtherapie, Universität Wien, Währinger Gürtel 18–20, A-1090 Wien, Österreich

Nierentransplantation – Spenderauswahl, organisatorische Probleme

M. P. Matzner

Abteilung für Transplantation, Chirurgische Universitätsklinik,
Allgemeines Krankenhaus, Wien, Österreich

Während die Auswahlkriterien für den Multiorganspender zumeist relativ klar sind, herrscht leider im Bereich des ausschließlichen Nierenspenders teilweise Unsicherheit, welche Kriterien zu erfüllen sind. Diese sollen im Nachfolgenden klargelegt werden, um gegebenenfalls auch als Leitfaden herangezogen werden zu können.

Einleitung

Grundvoraussetzung aller weiteren Überlegegungen zur Spenderführung ist der bereits klinisch eingetretene Hirntod. Denn erst dann darf von der cerebroprotektiven zur organprotektiven Therapie übergegangen werden.

Der diensthabenden Anästhesiemannschaft kommt in dieser Phase höchste Bedeutung zu – sowohl bei der Entscheidung zur Spendermeldung als auch bei der weiteren Spenderführung. Bei eventuellen Grenzfällen bieten wir den betroffenen Intensivstationen unsere Kooperation an. Nur sofortige, konsequente Intervention und eine lückenlose intensivmedizinische Überwachung gefolgt von zielgerichteter Therapie können die Zahl und Qualität transplantierbarer Organe steigern. Eine möglichst lückenlose Ausnützung des bestehenden Potentials an Spendern würde uns in die Lage versetzen, eine ausreichende Versorgung mit transplantierbaren Organen zu gewährleisten. Der errechnete jährliche Bedarf beläuft sich etwa 40–50 Nieren pro Million

Einwohner pro Jahr und es muß auf Grund der stetig steigenden Lebenserwartung mit einem erhöhten Organbedarf gerechnet werden [5, 7]. Als Folge wurden in den letzten Jahren die Spenderkriterien weniger streng gefaßt, um einerseits die ausreichende Versorgung zu gewährleisten, andererseits zeigte sich, daß manche Auswahlrichtlinien (z.B. Alter) zu restriktiv angesetzt waren.

Alter

Bei einem Donor im Alter zwischen 70–75 Jahren können die Nieren zur Transplantation herangezogen werden. Unsere Erfahrungen, gestützt auf Biopsien, haben gezeigt, daß gerade im höheren Alter bei der Entscheidungsfindung der Anamnese in Kombination mit den Laborbefunden eine wichtige Rolle zukommt [2].

Anamnese

Wie schon oben erwähnt, kommt der Erhebung der Anamnese vorallem beim älteren Spender besondere Bedeutung zu. Primär sollten sich die Fragen auf das Bestehen einer Hypertonie oder eines Diabetes mellitus richten. Weiters ist zu erheben, wie lange diese bekannt sind und ob therapiert (wenn ja, ob eingestellt) worden ist, da therapierefraktärer Hypertonus oder insulinpflichtiger Diabetes eine absolute Kontraindikation zur Organentnahme darstellen [4]. Weitere Fragen sollten im speziellen auf das Bekanntsein von Malignomen abzielen. Es dürfen keine Malignome bekanntsein, abgesehen von primären Hirntumoren ohne Metastasierung [4]. Da beim älteren Organspender ausschließlich die Nieren in Betracht kommen, sollte versucht werden, Nierensteine und Pyelonephritiden mit den Angehörigen abzuklären. Im Zweifelsfall ist eine Sonographie der Nieren von hohem diagnostischem Wert. Leider wird nur zu oft auf den Hausarzt als potentieller Ansprechpartner zur Anamneseerhebung vergessen.

Labor und Therapie

Eine wichtige Störung im Rahmen des Hirntodes ist die häufige Entgleisung der Serumelektrolyte. 59% von 141 Spendern zeigten ein Serumnatrium von über 155 mmol/l. Hauptursache ist der im Rahmen des Hirntodes aufgetretene zentrale Diabetes insipidus sowie inadäquate Bilanzierung von Ein- und Ausfuhr nach Gabe von Osmodiuretica oder nicht erkannter Glucosurie. Als kritischer Grenzwert ist ein Serumnatriumwert von über 160 mmol/l anzusehen. Weiters kann es zu deutlichen Abfällen des Serumkaliums wegen renalen Kaliumverlusts auf Grund des zentralen Diabetes insipidus kommen, welche aufgrund der geringen Toleranz im Herzreizleitungssystem des älteren Herzens zu Herzrhytmusstörungen oder Herzstillstand und damit Verlust des Spenders führen kann. Ein gezieltes, entschiedenes Therapieren dieser Elektrolytentgleisungen sollte möglichst frühzeitig erfolgen und könnte diese Komplikationen vermeiden helfen. Sollte es zum Auftreten eines Herz-Kreislaufstillstands kommen, so können Reanimationsdauern von bis zu 15 min auf jeden Fall toleriert werden [6]. Für die Beurteilbarkeit der Transplantierbarkeit muß im weiteren Verlauf auf die Ausbildung von Schockorganen, im speziellen auf das Auftreten eines Nierenversagens geachtet werden. Serumkreatinin und Serumharnstoff sollen sich unbedingt an den gängigen Normwerten orientieren. Bei erhöhten Werten, wie z.B. nach Reanimation kann die Berechnug der aktuellen Kreatinin-Clearence wertvolle Hinweise zur Entscheidungsfindung geben. Ein weiters, leider oft vernachlässigtes, aber wichtiges Diagnoseverfahren, ist die Sedimentdiagnostik. Im besonders sind auf Leukozyten, Bakterien und Eiweiß im Harn zu achten, vorallem in Blickrichtung auf Pyelonephritiden. Allerdings kann diese Diagnostik bei exzessiver Polyurie von fraglichem Wert sein.

Ein zentrales Anliegen bei der intensivmedizinschen Betreuung von Organspendern ist der einsetzende Diabetes insipidus, der sowohl den Elektrolythaushalt (vgl. oben) als auch den Flüssigkeitshaushalt und daraus resultierend die Hämodynamik aus dem Gleichgewicht bringt [8]. Harnmengen von über 5 ml/kg KG/h sowie ein Abfall des spezifischen Gewichts im Urin unter 1005 können nahezu als Beweis des Diabetes insipidus gelten. Zur Therapie des massiven Flüssigkeitsverlusts empfehlen sich primär Kristalloide, Kolloide und bei Hämodilution Erythrozytenkonzentrate [8]. Physiologische Kochsalzlösung soll mit Bedacht verwendet werden, da sie die Hypernatriämie verstärkt. Die Menge der verwendeten Plasmaexpandern sollte 500–1000 ml nicht übersteigen, da es zu massiven Verschlechterungen der Nierenfunktion kommen kann [10]. Zur Therapie des Diabetes insipidus wird von allen Autoren der Einsatz von Vasopressin (Minirin®) empfohlen, um die Stundenharnmenge auf etwa 100 ml/h (1,5 ml/h/kg KG) einzuschränken [3, 4, 6, 8]. Hämoglobin und Hämatokrit (> 30%)

können sich ohne Einfluß auf den Erfolg der Transplantationen zu schmälern, am unteren Ende der Normwerte orientieren. Allerdings muß darauf geachtet werden, daß es durch massive Flüssigkeitszufuhr zu einer Hämodilution mit resultierenden Hämatokritabfall kommen kann. In diesem Fall muß zur Erhaltung des Hämatokrits transfundiert werden. Wichtig ist eine ausreichende Oxigenierung mit einem pO_2 von nicht weniger als etwa 100 mm Hg zu gewährleisten [6].

Virologie, Bakteriologie

Sowohl beim potentiellen Multiorganspender als auch beim Nierenspender muß eine virologische Abklärung erfolgen und eine bestehende Sepsis ausgeschlossen werden. Auch die weitere virologische Abklärung muß wie bei einem Multiorganspender erfolgen. Es sei jedoch ausdrücklich darauf verwiesen, daß Infekte im Respirartionstrakt sowie in der Lunge keine Kontraindikation zur Organentnahme darstellen [2]. Eine eventuell notwendige antibiotische Abschirmung bzw. Therapie kann selbstverständlich erfolgen. Jedoch sollte möglichst von der Verwendung potentiell nephrotoxischer Antibiotika, wie z.B. Aminoglykoside Abstand genommen werden. In seltenen Fällen wird bei einem Organspender Hepatitis B oder C diagnostiziert. Während dies bei Multiorganentnhmen als relative Kontraindikation gehandhabt wird, stellt eine positive Serologie beim Nierenspender keine Kontraindikation dar. Denn es befinden sich in fast allen Zentren Hepatitis-positive Nierenempfänger auf der Liste. Da die Erfahrungen mit Hepatitis-positiven Nieren gut sind, sollte die Chance auf Entnahme dieser Organe nicht versäumt werden.

Kreislauf

Um adäquate Organfunktion zu gewährleisten, sollte der Blutdruck nicht unter 100 mm Hg systolisch abfallen. In praktisch allen Fällen ist eine medikamentöse Kreislaufstützung notwendig, welche vornehmlich mit Dopamin erfolgen sollte; die Dosierung sollte 4 Gamma nicht nennswert übersteigen, da dann der positive Effekt der erhöhten Durchblutung im Splanchnikus – Gebiet durch eine Verminderung der Perfusion in diesem Gebiet verdrängt wird. Nötigenfalls sind auch Dobutrex oder Noradrenalin in entsprechenden Dosierungen bzw. Kombinationen einzusetzen, wobei die Indikation möglichst streng zu stellen ist. Denn im Gegensatz zu Erfahrungen bei der Transplantation anderer Organe (v.a. Herz und Leber) ist die Niere weniger empfindlich auf Katecholaminschädigungen bzw. führen diese zu keiner vitalen Bedrohung des Empfängers.

Durch gezielte intensivmedizinische Maßnahmen und Kooperation mit den zuständigen Transplantzentrum kann das Mißverhältnis von möglichen Spendern zum tatsächlichen Spenderaufkommen verbessert werden.

Literatur

1. Klauser R (1994) Persönliche Mitteilung
2. Mühlbacher F (1994) Persönliche Mitteilung
3. Prager MC (1991) Care of organ donors. Int Anesth Clin 3: 1
4. Prien T, Mertes N, Buchholz B, Lawin P (1990) Spenderkonditionierung vor Explantation. Anästh Intensivmed 31: 34
5. Rapaport FT, Cortesini R (1985) The past, present and future of organ transplantation with special reference to current needs in kidney procurement and donation. Transplant Proc 1985: 3–10
6. Robertson KM, Cook DR (1990) Perioperative management of the multiorgan donor. Anaest Analg 70: 546
7. Sells RA, McPherson S, Salaman JR (1985) Assessment of resources for renal transplantation in the United Kingdom. Lancet ii: 195
8. Winjen RM, et al (1991) Donor treatment after pronouncement of brain death: a neglected intensive care problem. Transp Int 4: 186

Korrespondenz: Dr. M. Matzner, Chirurgische Universitätsklinik, Transplantationszentrum, Allgemeines Krankenhaus Wien, Währinger Gürtel 18–20, A-1090 Wien, Österreich

Transplantatabstoßung und Möglichkeiten der Abstoßungstherapie

J. H. Horina[1], G. Horina[2] und H. Holzer[1]

Abteilung für Nephrologie und Medizinische Universitätsklinik,
Karl-Franzens Universität, Graz, Österreich

Einleitung

Fortschritte auf dem Gebiet des Spender-Managements, der HLA-Typisierung und der Immunsuppression haben die Transplantatüberlebenszeit entscheidend verbessert [3]. Dennoch gehen noch immer etwa 10 Prozent aller Nierentransplantate im Laufe des ersten Jahres verloren. Als Ursache dafür zeichnen Abstoßungsreaktionen des Empfängerorganismus auf das Fremdorgan wesentlich verantwortlich. Dabei unterscheidet man *hyperakute, akzelerierte, akute* und *chronische* Abstoßungstypen. Eine besonders sorgfältige Nachbetreuung des Transplantatempfängers in den kritischen ersten Wochen und Monaten nach Transplantation ist für die Minimierung von Schädigungen des neuen Organs von entscheidender Bedeutung. Hierbei steht die richtige Einschätzung von Risikosituationen, eine adäquate Immunsuppression und Abstoßungsprophylaxe, sowie die rechtzeitige Diagnose und Behandlung von etwaigen Transplantatabstoßungen im Vordergrund.

Hyperakute Abstoßung

Definition

Der Terminus hyperakute Abstoßung beschreibt einen Prozeß, der innerhalb weniger Minuten bis Stunden, maximal 12–24 Stunden, nach Wiederherstellung der Blutversorgung zur sofortigen und irreversiblen Transplantzerstörung führt [1].

Ätiologie

Dieser dramatische und plötzliche Prozeß entwickelt sich, wenn „vorbestehende", im Blut zirkulierende Empfänger-Antikörper antigene Strukturen erkennen, die vom Gefäßendothel des Fremdorgans exprimiert werden. Solche Antikörper entstehen nach Schwangerschaften, Bluttransfusionen oder einer früher erfolgten Transplantation. Durch die Erstellung eines „Cross-matches", bei dem das Empfängerserum mit Spenderlymphozyten gekreuzt wird, läßt sich eine bestehende Sensibilität des Empfängers gegen Spender-Antigene vor der Transplantation feststellen. Seit der Einführung dieses Tests werden hyperakute Abstoßungskrisen nur mehr sehr selten gesehen.

Histomorphologie

Bei der hyperakuten Abstoßung kommt es zu einer sofortigen Endothelzerstörung durch aktivierte Lymphozyten, Monozyten und neutrophile Granulozyten und zusätzlich, unter einer Komplementaktivierung, zu einer Freisetzung von Zytokinen und vasoaktiven Substanzen. Über Plättchenaktivierung und Vasokonstriktion entstehen letztendlich multiple Areale mit Mikrothrombosen im „Fremdorgan", sowie interstitielle Einblutungen und Infarzierungen, die zum völligen Gewebsuntergang führen. Immunfluoreszenz-Studien zeigen Ablagerungen von Immunglobulinen entlang der Gefäßwände und in den Glomerula.

Therapie

Es kommt zum irreversiblen Gewebsuntergang, eine Therapie ist nicht möglich. Wegen der klinischen Symtomatik ist eine Nephrektomie erforderlich. Es sollte Empfängerserum zum Antikörper-Screening entnommen und die nephrektomierte Niere histologisch untersucht werden.

Akzelerierte Abstoßung

Definition

Diese Gruppe beinhaltet Abstoßungsreaktionen, die innerhalb weniger Tage nach Transplantation auftreten (meist 2–4 Tage), später als die hyperakuten Abstoßungen, aber vor den klassischen, zell-mediierten Akut-Abstoßungen [5].

Ätiologie

Dieser Typ beruht wahrscheinlich auf der frühzeitigen Ausbildung von humoralen Abwehrkräften, erzeugt durch „Memory Cells" nach einem bereits vormaligem Kontakt mit spenderähnlichen oder spendereigenen Antigenen, wie dies bei der Verwandtenspende gelegentlich der Fall ist. In der Nierenbiopsie zeigen sich sowohl zelluläre, als auch humorale Komponenten der Empfängerantwort. Die zelluläre Infiltration ist weniger ausgeprägt als bei der klassischen, zell-mediierten Abstoßung. Eine nekrotisierende Vaskulitis wird häufig angetroffen.

Therapie

Die akzelerierte Abstoßung ist meist irreversibel und nur bei der histologischer Diagnose und antilymphozytärer Therapie beherrschbar. An einigen Zentren wird zusätzlich versucht, die Akutphase mit Plasmapheresebehandlungen zu kupieren, um Zeit für eine massive Immunsuppression mit Azathioprin (Imurek®, Wellcome) oder Cyclophosphamid (Endoxan®, Asta) zu erhalten.

Akute Abstoßung

Definition

Die klassische akute Abstoßung entwickelt sich am häufigsten innerhalb des ersten Monats, manchmal aber auch zu einem beliebig späteren Zeitpunkt, jedoch frühestens nach 4–5 Tagen, da bisher kein Kontakt des Immunsystems des Empfängers mit einem spenderähnlichem Zelloberflächen-Antigen bestanden hat. Es werden im allgemeinen zwei Haupttypen, die *„zelluläre"* und die *„vaskuläre"* Transplantatabstoßung unterschieden, von denen Mischformen vorliegen können. Es handelt sich bei beiden um eine zell-mediierte Abstoßung, wobei sich bei der einen die Immunantwort, als direkte zelluläre Aktivität, gegen Tubulusendothelien richtet, während bei der anderen, bevorzugt über humorale Mechanismen, vaskuläre Strukturen beeinträchtigt werden.

Ätiologie

Sofern die Zelloberfläche des Transplantates nicht dieselben Antigene besitzt wie der Empfänger (eineiige Zwillinge), werden T-Lymphozyten des Empfängers bei unzureichender Immunsuppression mit einer komplexen Kette von Zell- und Antikörper-mediierten Reaktionen auf die Fremdstrukturen reagieren, deren Folge Gewebsuntergang und Gefäßthrombose sind.

Klinisches Erscheinungsbild

Vor der Einführung des Immunsuppressivums Cyclosporin (Sandimmun®, Sandoz) war die klinische Symtomatik geprägt durch Fieber, allgemeines Krankheitsgefühl, Blutdruckanstieg, Schmerzen und Spannungsgefühl über dem Transplantat. Seit der Einführung des Cyclosporins sind diese klinischen Zeichen in den Hintergrund getreten. Akute Abstoßungsreaktionen können unter Cyclosporin ohne eindeutige Begleitsymtome auftreten, wobei eine Verschlechterung der Nierenfunktion, gekennzeichnet durch einen Anstieg des Serumkreatinins bei gleichzeitigem Rückgang der Diurese, oft als einziges Symtom faßbar ist. Besonders tückisch ist die Diagnose einer akuten Abstoßungskrise, wenn das Transplantat postoperativ noch keine adäquate Funktion aufweist und der Patient aufgrund einer Anurie unklarer Ätiologie noch dialysiert werden muß. In einem derartigen Fall müssen differentialdiagnostisch ein ischämisches akutes Nierenversagen, urologische Komlikationen, Gefäßthrombosen, akute Cyclosporin-Toxizität und eine Transplantat-Pyelonephritis in Betracht gezogen werden.

Histomorphologie

Eine akute Abstoßung kann bevorzugt die Tubuli und das Interstitium („zelluläre" Abstoßung) oder Gefäßstrukturen („humoral-vaskuläre" Abstoßung) betreffen. Die Übergänge zwischen beiden Formen sind bei Kombinationsformen fließend möglich.

Die massive Infiltration des Interstitiums zwischen den Tubuli durch mononukleäre Zellen wird als das wichtigste diagnostische Kriterium einer akuten *zellulären Abstoßung* angesehen. Dabei werden die Tubuli durch Zellinfiltration und interstitielles Ödem auseinandergedrängt. Das Ausmaß der zellulären Infiltration korreliert nicht unbedingt mit dem Schweregrad der Abstoßungskrise. Die mononukleären Infiltrate bestehen bevorzugt aus T-Lymphozyten, aber auch Plasmazellen und Monozyten.

Bei der *vaskulären Abstoßung* findet man histologisch eine wesentlich geringere interstitielle Infiltration mit mononukleären Zellen, jedoch (a) eine vermehrte Infiltration des Glomerulums, (b) eine Vaskulitis mit Intimaproliferation und mit mononukleären Zellen im subendothelialen Raum und auf dem Gefäßendothel und (c) fokale und interstitielle Hämorrhagien.

Therapie

Bei einer erstmals auftretenden Abstoßungskrise ohne sonstige Risikosituation wird in den meisten Zentren Pulssteroid-Therapie durchgeführt. Dabei empfiehlt sich eine Dosierung von 250 mg *Prednisolon* (z.B. Solu-Dacortin®, Merck) über 3–5 Tage mit anschließender, langsamer Dosisreduktion bis zur Ausgangsdosierung [2]. Dadurch lassen sich etwa 75% aller Erst-Abstoßungen beherrschen. Bei wiederholten oder nicht steroidsensiblen Abstoßungen muß auf die effizienteren, aber nebenwirkungsreicheren monoklonalen und polyklonalen Antikörper zurückgegriffen werden, die sich gegen aktivierte Lymphozyten richten.

Der *monoklonale Antikörper OKT3* (OKT3®, Cilag) reversiert von den, nicht auf Steroide ansprechenden Frühabstoßungen etwa 80 Prozent [4]. OKT3 wird in einer Dosierung von 5 mg/d über 10 Tage intravenös verabreicht. Mit zunehmendem Zeitintervall nach Transplantation wird das Ansprechen auf OKT3 schlechter.

Polyklonale Antikörper wie zum Beispiel *ATG* (ATG-Sero®, Serotherapeutisches Institut) haben ähnliche Ansprechraten wie OKT3, sind in den meisten Fällen sehr gut verträglich, beinhalten aber eine etwas größere Möglichkeit anaphylaktischer Reaktionen und benötigen einen großlumigen Gefäßzugang.

Chronische Abstoßung

Definition

Die Einteilung verschiedener Abstoßungstypen nach zeitlichen Kriterien ist ungünstig und irreführend. Unter einer „chronischen" Abstoßung versteht man eine meist unaufhaltsam fortschreitende Funktions-verschlechterung des Transplants, welche frühestens 6 Monate nach Transplantation, aber auch erst nach Jahren auftreten kann.

Ätiologie

Es handelt sich um ein schlecht verstandenes Phänomen, wobei die immunologische Ursache am wahrscheinlichsten in einer chronisch-rezidivierenden antikörper-mediierten Endothelläsion liegt, die zur Freisetzung von Entzündungsmediatoren führt. Vor allem in der Vermeidung der chronischen Abstoßung scheint die bestmögliche Übereinstimmung des HLA-Musters zwischen Spender und Empfän-ger von essentieller Bedeutung zu sein. Von einigen Autoren wird derzeit gefordert, die „chronische Abstoßung" in eine „chronische Transplantat-Insuffizienz" umzubenennen, da zu einem wesentlichen Anteil auch hämodynamische, toxische, infektiöse und andere Faktoren eine wesentliche Rolle spielen könnten.

Klinisches Erscheinungsbild

Es zeigt sich eine langsame Verschlechterung der Nierenfunktion, mit zunehmender Proteinurie und mikroskopischer Hämaturie ohne Rück-gang der Diurese und/oder klinische Symptomatik.

Histomorphologie

Das histologische Bild wird geprägt durch eine geringe Infiltration des Interstitiums mit mononukleären Zellen und eine ausgeprägte, inter-stitielle und vaskuläre Fibrose. Dazu kommen eine tubuläre Atrophie und eine Proliferation und Sklerose des Mesangiums. Das histologische Bild ist unverwechselbar.

Therapie

Änderungen der immunsuppressiven Therapie bleiben erfolglos! Therapeutisch empfiehlt sich eine möglichst niedrige Blutdruckein-stellung, die Vermeidung nephrotoxischer Medikamente und die Reduktion des Basis-Immunsuppressivums Cyclosporin A, welches in höheren Dosierungen tubulotoxisch wirkt und die glomeruläre Filtrationsrate reduziert. Eine Verlangsamung der Abnahme der glomerulären Filtrationsrate unter ACE-Hemmern, wie etwa bei der diabetischen Nephropathie beschrieben, konnte bei der chronischen Transplantatabstoßung nicht nachgewiesen werden [3].

Literatur

1. Kissmeyer-Nielsen F, Olsen S, Posborg-Petersen V, Fjeldborg O (1966) Hyperacute rejection of kidney allografts, associated with preexisting humoral antibodies against donor cells. Lancet ii: 662–665
2. Lui SF, Sweny P, Scoble JE (1989) Low dose vs. high dose intravenous methylprednisolone therapy for acute allograft rejection in patients receiving cyclosporin therapy. Nephrol Dial Transplant 4: 387–389
3. Neild GN, Rudge CJ (1993) Acute and chronic rejection. In: Thomson AW, Catto GRD (eds) Immunology of renal transplantation. Edward Arnold, London, pp 221–234
4. Norman DJ (1993) Rationale for OKT3 monoclonal antibody treatment in transplant patients. Transplant Proc 25: 1–3
5. Rawn JD, Tilney NL (1994) The early course of a patient with a kidney transplant. In: Morris PJ (ed) Kidney transplantation: principles and practice, 4th edn. Saunders, Philadelphia, pp 167–178

Korrespondenz: Univ.-Doz. Dr. J. H. Horina, Medizinische Universitätsklinik, Auenbruggerplatz 15, A-8036 Graz, Österreich

Katabolismus von Patienten nach Lungentransplantation

D. Heilinger, W. Plöchl, A. Rajek und M. Hiesmayr

Abteilung für Herz-Thorax-Gefäßanästhesie und Intensivmedizin, Klinik für
Anästhesie und Allgemeine Intensivmedizin, Universität Wien, Österreich

Die Lungentransplantation (LTX) ist eine immer häufiger angewendete Behandlungsmöglichkeit für Patienten mit einer terminalen Lungenerkrankung. Es handelt sich dabei um eine recht inhomogene Patientenpopulation, die auf der einen Seite normal ernährte, oft überernährte Lungenfibrosepatienten, auf der anderen Seite bis zur Kachexie ausgezehrte Emphysematiker umfaßt [6]. Bekannt ist, daß sich Patienten im Anschluß an eine größere Operation in einer katabolen Phase befinden [9]. In der folgenden Übersicht soll diese katabole Situation einerseits im Zusammenhang mit dem präoperativen Ernährungszustand betrachtet werden, andererseits mit der erfolgten Ernährungstherapie.

Ernährungszustand vor einer Lungentransplantation

Mangelernährung ist ein bekanntes Problem bei Patienten mit einer terminalen Lungenerkrankung. So muß man bei Aufnahme zur Transplantation in 30 bis 50% der Fälle mit einem beträchtlich reduziertem Ernährungszustand rechnen [2]. Eine allgemeine Auszehrung mit einer Reduktion des Körpergewichts um mehr als 20% des Sollwertes bis hin zu kachektischen Zuständen sind nicht ungewöhnlich.

Von Mangelernährung betroffen sind vorwiegend Patienten mit Emphysem und Zystischer Fibrose [4, 6]. Das zeigt sich auch in unserer retrospektiven Analyse von 51 Patienten, die sich in Wien zwischen April 1992 und Jänner 1994 einer LTX unterzogen. In 23 Fällen wurden beide Lungen, in 28 nur eine Lunge transplantiert. 39% dieser

51 LTX-Patienten bezeichneten wir als mangelernährt. Als Maß für die Mangelernährung wählten wir den Body Mass Index (BMI), der sich aus dem Körpergewicht in kg geteilt durch die Körpergröße zum Quadrat errechnet. Der BMI war bei diesen 39% unter der 10. Percentile. Davon betroffen waren 43% der Patienten mit pulmonal vaskulären Erkrankungen, 33% der Emphysematiker sowie alle Patienten mit Zystischer Fibrose, Bronchiektasien oder Alpha-1-Antitrypsin-Mangel.

Es präsentieren sich uns daher Patienten, die bei der Aufnahme auf die Intensivstation fehlernährt sind und die wegen ihres schlechten Ernährungsstatus für ernährungsbedingte Komplikationen anfällig sind. Zu diesen zählen unter anderem eine eingeschränkte Kraft der Atemuskulatur, sowohl der inspiratorischen als auch der exspiratorischen Muskulatur und sie ist direkt proportional dem Grad des Gewichtverlustes [1]. Ebenso ist bei Patienten mit einer Fehlernährung und der Notwendigkeit einer maschinellen Ventilation eine höhere Mortalität beschrieben, als bei Patienten mit einem ausgeglichenen Ernährungszustand [3].

Katabole Situation auf der Intensivstation

Eine größere Verletzung des Körpers, chirurgisch oder akzidentell, bewirkt metabolische, hormonelle und hämodynamische Veränderungen. Es kommt zu Hypermetabolismus, Eiweißkatabolismus, erhöhter Lipolyse, Natrium- und Wasserretention und einem veränderten Kohlehydratmetabolismus [9]. Der Proteinkatabolismus drückt sich in einer negativen Stickstoffbilanz aus. Das bedeutet, daß mehr körpereigenes Eiweiß abgebaut als zugeführt wird. Aufgrund ihres hohen Proteingehaltes stellt die Muskulatur einen großen Anteil am Gesamteiweißbestand im Organismus. Sie ist daher von dieser katabolen Situation am meisten betroffen. Im Rahmen eines Proteinkatabolismus atrophiert nicht nur die Skelettmuskulatur, sondern auch die diaphragmale, intercostale und akzessorische respiratorische Muskulatur. Dementsprechend findet man bei diesen Patienten eine deutlich reduzierte Kraftentwicklung bei der Atemarbeit [1, 3].

Der Eiweißkatabolismus, der den Verlust an Skelettmuskulatur darstellt, dient beim kritisch Erkrankten auch dazu, lebenswichtige Organfunktionen auf Kosten nicht so wichtiger aufrecht zu erhalten [10]. Das heißt, daß die aus dem Abbau gewonnenen Aminosäuren einerseits zur Energiegewinnung und andererseits zur Neusynthese von

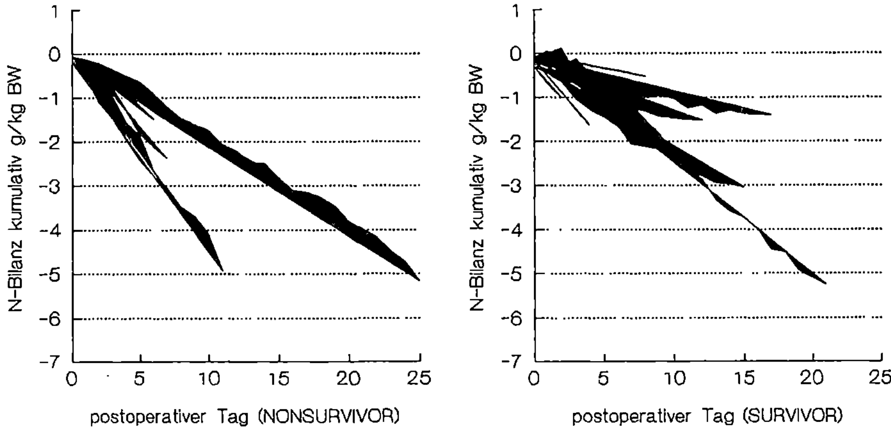

Abb. 1. Kumulative Stickstoffbilanzen der Survivor und Nonsurvivor

Proteinen dienen. Bei den neusynthetisierten Proteinen handelt es sich sowohl um Akutphaseproteine als auch um Eiweiß für die Wundheilung. Außerdem werden manche nicht essentielle Aminosäuren im Postaggressionsstoffwechsel zu essentiellen Aminosäuren. Newsholm zeigt in einer Arbeit, daß die aus der Muskulatur freigesetzte Aminosäure Glutamin in als essentielles Substrat für die Proliferation von rasch wachsenden Immunzellen wie Lymphozyten, Monozyten und Granulozyten gebraucht wird [5].

Wir haben die kumulative Stickstoffbilanz unserer Patienten während ihres Aufenthalts auf der Intensivstation berechnet (Abb. 1). Alle hatten einen sehr hohen kumulativen Stickstoffverlust. Der höchste betrug bei einem Patienten 360 g, das entspricht 10 kg Lean Body Mass (LBM = kg Körpergewicht minus Fett). Am Verlauf der Kurven kann man erkennen, daß die Stickstoffbilanz der Überlebenden gegen Ende ihres Aufenthalts auf der Intensivstation ausgeglichen wurden, die Kurven zeigen einen flacher werdenden Verlauf. Im Gegensatz dazu fallen die Kurven der Nicht-Überlebenden manchmal geradezu dramatisch ab, das heißt, ihre Stickstoffbilanz wird zunehmend negativ.

Energie und Stickstoffbilanz

Der Einfluß von Energie auf die Stickstoffbilanz wurde bei septischen und Traumapatienten untersucht [8], und zwar in der akut katabolen

Phase auf der Intensivstation. Bei 5 verschiedenen Ernährungsregimes, die hypokalorische und bedarfsadaptierte non-protein Energie mit 0,6 g oder 1,5 g Aminosäuren pro kg und Tag kombinierten, blieb in allen Fällen die Stickstoffbilanz negativ.

Auch bei unseren Patienten zeigte sich, daß eine unterschiedlich hohe Aminosäurezufuhr keinen Einfluß auf die Stickstoffbilanz hatte. Sie war sowohl in der Anfangsphase der parenteralen Ernährung mit niederer Stickstoffzufuhr (0,1–0,2 g Stickstoff/kg/24 Stunden) als auch mit einer fast doppelt so hohen Zufuhr negativ.

Ebenso konnten wir auch keine signifikante Änderung der Stickstoffbilanz feststellen, wenn wir die Energiezufuhr von den üblichen 25–30 kcal/kg Körpergewicht/24 Stunden auf 40 steigerten (Abb. 2).

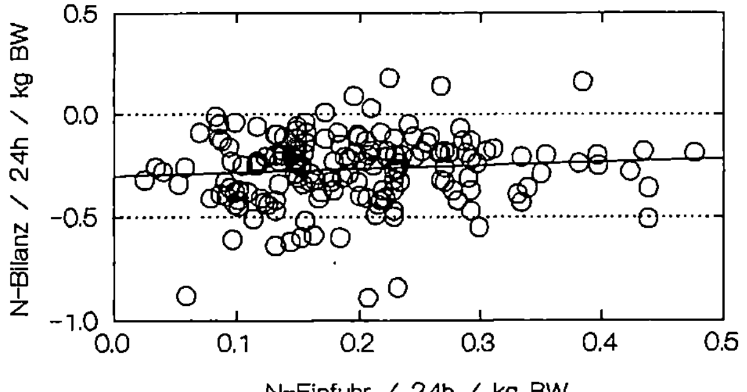

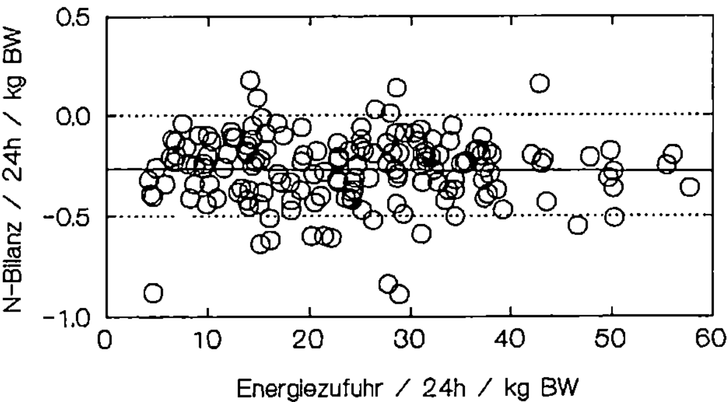

Abb. 2. Stickstoffbilanz und Energiezufuhr bzw. Stickstoffzufuhr

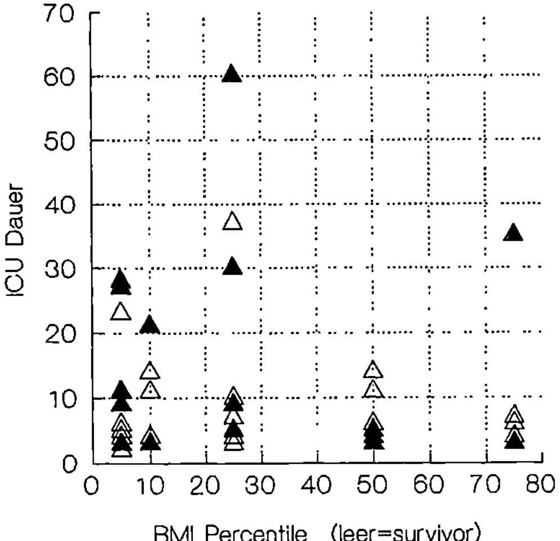

Abb. 3. Aufenthaltsdauer auf der Intensivstation im Verhältnis zum BMI

Mangelernährung und Outcome

Kann Mangelernährung den Verlauf einer Erkrankung sowie das postoperative Outcome (d.h. die Komplikations- und Letalitätsrate) negativ beeinflussen? Wenn wir die Überlebensrate unserer LTX Patienten betrachten, dann sehen wir keinen Unterschied zwischen normal und schlecht ernährten Patienten. Überleben haben wir so definiert, daß diese Patienten am 3. 8. 1994 noch lebten. Im Gegensatz dazu steht die frühe Überlebensrate, damit bezeichnen wir das Überleben des Aufenthaltes auf der Intensivstation. Hier zeigt sich die Tendenz, daß Patienten mit einem BMI unter der 10. Percentile ein erhöhtes Letalitätsrisiko auf der Intensivstation aufweisen. 21% der Patienten aus der Gruppe unter der 10. Perzentile starben auf der Intensivstation, im Vergleich zu 9,6% mit einem BMI darüber. Wir können nur von einer Tendenz sprechen, da für eine Signifikanz die Patientenanzahl zu gering war (Abb. 3).

Zusammenfassung

– Mangelernährung finden wir sehr häufig bei Patienten mit terminalen Lungenerkrankungen.

- Der Proteinkatabolismus, dargestellt in der kumulativen negativen Stickstoffbilanz, zeigt einen steileren terminalen Abfall bei den Nicht-Überlebenden, er ist weder durch eine höhere Energiezufuhr, noch durch vermehrte Gabe von Aminosäuren beeinflußbar.
- Patienten mit einem niederen BMI haben möglicherweise ein erhöhtes Letalitätsrisiko in der frühen postoperativen Phase.

Literatur

1. Arora NS, Rochester DF (1982) Respiratory muscle strength and maximal voluntary ventilation im undernourished patients. Am Rev Respir Dis 126: 5–8
2. Hunter AMB, Carey MA, Larsh HW (1981) The nutritional status of patients with chronic obstructive pulmonary disease. Am Rev Respir Dis 124: 376–381
3. Kelly S M, Rosa A, Field S, Coughlin M, Shizgal HM, Macklem PT (1984) Inspiratory muscle strength and body composition in patients receiving total parenteral nutrition therapy. Am Rev Respir Dis 130: 33–37
4. Madill J, Maurer JR, De Hoyos A (1993) A comparison of preoperative and postoperative nutritional states of lung transplant recipients. Transplantation 56: 347–350
5. Newsholm EA, Newsholme P, Curi R, Challoner E, Ardawi MSM (1988) The role for muscle in the immune system; its importance in surgery, trauma, sepsis and burns. Nutrition 4: 261–268
6. Openbrier DR, Irwin MM, Rogers RM, Gottlieb GP, Dauber JH, Van Thiel DH, Pennock BE (1983) Nutritional status and lung function in patients with emphysema and chronic bronchitis. Chest 83: 17–22
7. Pingleton SK (1986) Nutrition in the acute respiratory failure. Lung 164: 127
8. Pitkänen O, Takala J, Pöyhönen M, Kari A (1991) Nitrogen and energy balance in septic and injured intensive care patients: response to parenteral nutrition. Clin Nutr 10: 258–265
9. Weissman C (1990) The metabolic response to stress: an overview and update. Anesthesiology 73: 308–327
10. Wilmore DW (1991) Catabolic illness. Strategies for enhancing recovery. N Engl J Med 325: 695–702

Korrespondenz: Dr. D. Heilinger, Abteilung für Herz-Thorax-Gefäßanästhesie und Intensivmedizin, AKH Universität Wien, Währinger Gürtel 18–20, A-1090 Wien, Österreich

Multiviszeraltransplantation

R. Margreiter

Abteilung für Transplantationschirurgie, 1. Universitätsklinik für Chirurgie,
Innsbruck, Österreich

Unter Multiviszeraltransplantation versteht man die Verpflanzung von
drei oder mehr Organen en-bloc. Der erste derartige Eingriff wurde von
Starzl im Jahre 1983 an einem 6jährigen Kind durchgeführt, das jedoch
wenige Stunden nach der Operation verblutet ist. In der Folge wurden
dann noch drei weitere Kinder bis zum Jahr 1988 transplantiert, von
denen zwei 109 bzw. 192 Tage gelebt und dann an einem Lymphom
verstorben sind. Keines dieser Kinder konnte voll oral ernährt werden
oder das Krankenhaus verlassen. Im Dezember 1989 wurde dann
erstmals bei einem Erwachsenen eine Multiviszeraltransplantation
durchgeführt. Das Transplantat bestand aus Leber, Bauchspeichel-
drüse, Magen, Zwölffingerdarm und Dünndarm. Nach einem teilweise
recht stürmischen Verlauf konnte der Patient ein halbes Jahr später mit
normal funktionierenden Organen entlassen werden, verstarb jedoch
3 Monate später an einem Tumorrezidiv. Bis Oktober 1993 wurden
weltweit insgesamt 20 derartige Eingriffe durchgeführt, die meisten
davon in Pittsburgh. Hauptindikation sind thrombotische Komplikationen im Bereich des Truncus coeliacus und der A. mes. superior. Aber
auch Patienten mit inoperablen Tumoren im Bereich des Ligamentum
hepatoduodenale bzw. Pankreaskopfes wurden transplantiert, wie solche mit Kurzdarmsyndrom und Leberversagen. Die besondere Schwie-
rigkeit liegt in der Überwachung und ausreichenden Immunosuppression des Magen- und Darmanteiles. Regelmäßige Biopsien aus diesen
Organen sind zur Überwachung unbedingt notwendig. Bis Oktober
1993 wurden weltweit insgesamt 20 derartige Transplantationen
durchgeführt, wobei die Ergebnisse schwer zu kalkulieren sind. Ein

Einjahresüberleben von 80% bei Erwachsenen und etwa 40% bei kindlichen Empfängern darf angenommen werden. Auffallend jedoch die hohe Lymphomrate gerade bei Kindern, was doch als Ausdruck einer Überimmunosuppression gewertet werden muß.

Korrespondenz: Prof. Dr. R. Margreiter, Abteilung für Transplantationschirurgie, 1. Universitätsklinik für Chirurgie, Anichstraße 35, A-6020 Innsbruck, Österreich

Intensivmedizinisches Seminar

herausgegeben von K. Lenz und A. N. Laggner

Band 1: E. Deutsch, G. Kleinberger, K. Lenz,
H. Lochs, R. Ritz, H.-P. Schuster (Hrsg.)

Hepatologische und gastroenterologische Probleme des Intensivpatienten

1989. 46 Abbildungen. VIII, 218 Seiten.
Broschiert DM 58,–, öS 400,–. ISBN 3-211-82168-6

Band 2: E. Deutsch, H. Binder, H. Gadner, G. Grimm,
G. Kleinberger, K. Lenz, R. Ritz, H.-P. Schuster,
H. A. Zaunschirm (Hrsg.)

Neurologische Probleme des Intensivpatienten

1990. 26 Abbildungen. IX, 293 Seiten.
Broschiert DM 69,–, öS 480,–. ISBN 3-211-82178-3

Band 3: E. Deutsch, H. Gadner, W. Graninger,
G. Kleinberger, K. Lenz, R. Ritz, H.-P. Schuster,
H. A. Zaunschirm (Hrsg.)

Infektionen auf Intensivstationen

9. Wiener Intensivmedizinische Tage, 1.-2. März 1991

1991. 51 Abbildungen. VIII, 256 Seiten.
Broschiert DM 59,–, öS 420,–. ISBN 3-211-82253-4

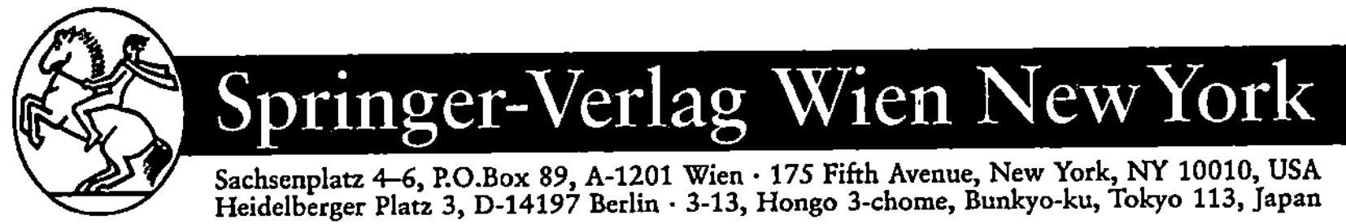

Sachsenplatz 4–6, P.O.Box 89, A-1201 Wien · 175 Fifth Avenue, New York, NY 10010, USA
Heidelberger Platz 3, D-14197 Berlin · 3-13, Hongo 3-chome, Bunkyo-ku, Tokyo 113, Japan

Band 5: G. Kleinberger, K. Lenz, R. Ritz,
H.-P. Schuster, G. Simbruner, J. Slany (Hrsg.)

Beatmung

11. Wiener Intensivmedizinische Tage, 5.–6. Februar 1993

1993. 16 Abbildungen. VII, 145 Seiten.
Broschiert DM 49,–, öS 345,–. ISBN 3-211-82438-3

Band 6: K. Lenz, P. G. H. Metnitz (eds.)

Patient Data Management in Intensive Care

1993. 24 figures. VII, 150 pages.
Soft cover DM 49,–, öS 350,–. ISBN 3-211-82513-4

Band 7: G. Kleinberger, K. Lenz, R. Ritz, B. Schneeweiß,
H.-P. Schuster, W. Waldhäusl (Hrsg.)

Metabolismus

Stoffwechsel und Ernährung kritisch kranker Patienten
12. Wiener Intensivmedizinische Tage, 24.-26 Februar 1994

1994. 29 Abbildungen. VII, 149 Seiten.
Broschiert DM 49,–, öS 345,–. ISBN 3-211-82538-X

Preisänderungen vorbehalten

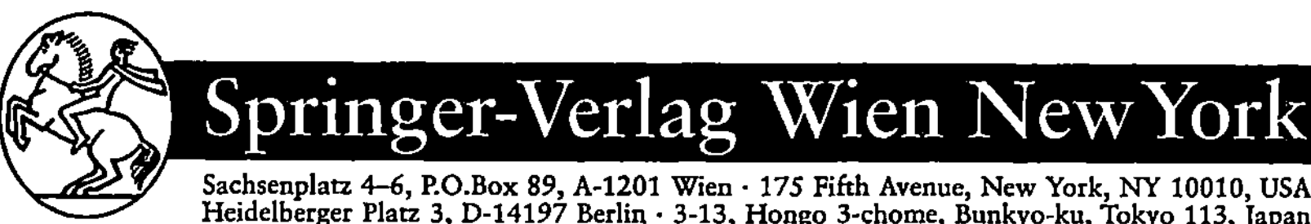

Springer-Verlag Wien New York

Sachsenplatz 4–6, P.O.Box 89, A-1201 Wien · 175 Fifth Avenue, New York, NY 10010, USA
Heidelberger Platz 3, D-14197 Berlin · 3-13, Hongo 3-chome, Bunkyo-ku, Tokyo 113, Japan